骨科康复护理
理论与应用

曲本彩　种道凤　王秋梅◎主编

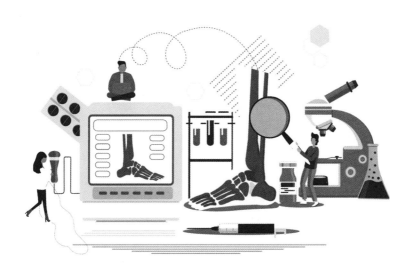

四川科学技术出版社

图书在版编目（CIP）数据

骨科康复护理理论与应用 / 曲本彩，种道凤，王秋
梅主编 . -- 成都：四川科学技术出版社，2022.9
ISBN 978-7-5727-0686-8

Ⅰ . ①骨… Ⅱ . ①曲… ②种… ③王… Ⅲ . ①骨疾病
—康复②骨疾病—护理 Ⅳ . ① R681.09 ② R473.6

中国版本图书馆 CIP 数据核字（2022）第 163165 号

骨科康复护理理论与应用
GUKE KANGFU HULI LILUN YU YINGYONG

主　　编	曲本彩　种道凤　王秋梅
出 品 人	程佳月
责任编辑	仲　谋
助理编辑	刘倩枝
封面设计	星辰创意
责任出版	欧晓春
出版发行	四川科学技术出版社
	成都市锦江区三色路 238 号　邮政编码　610023
	官方微博　http://weibo.com/sckjcbs
	官方微信公众号　sckjcbs
	传真　028-86361756
成品尺寸	185 mm × 260 mm
印　　张	8
字　　数	160 千
印　　刷	天津市天玺印务有限公司
版　　次	2022 年 9 月第 1 版
印　　次	2023 年 3 月第 1 次印刷
定　　价	58.00 元

ISBN 978-7-5727-0686-8

邮　　购：成都市锦江区三色路 238 号新华之星 A 座 25 层　邮政编码：610023
电　　话：028-86361770

PREFACE
前　言

近年来，随着人们对康复和护理这两方面的重视程度逐渐提高，康复医学和护理学在国内得到了飞速的发展，康复护理在理念、技术、内容方面也发生了明显的变化。

骨科康复护理学是一门研究骨科伤病与伤残者身体、精神康复与护理的理论知识和技能的科学，是康复医学工作中不可缺少的组成部分。康复医学基础知识及康复护理方法等都是现代护理必备的知识。骨科康复护理与临床护理共同组成骨科伤病的全面护理。理论上，骨科康复护理与临床治疗应同时进行，只是在不同的阶段，两者的侧重点不同。骨科康复护理介入愈早，效果愈好，也愈节省精力、时间和经费；骨科康复护士应与临床医生密切配合，对患者的相关功能障碍及时采取有效的康复护理措施，可以帮助患者最大限度地康复。

本书首先对骨的构造和生理学以及骨科康复护理基本原则进行了必要的概述，然后通过对骨科疾病常见的症状和体征的特点介绍，论述了骨科疾病常用的检查方法和技术，如临床检查、X线检查、CT、MRI和骨扫描。对在骨科患者围手术期护士需要做的术前和术后护理工作，本书也着重做了介绍。为了让广大护士能够学习到更多的康复护理内容、技术和规范，本书还对矫形器的护理规范、床上运动及转移护理规范、移动辅助的训练及护理规范、日常生活自理辅助器指导规范做了简单介绍，以供护士在参与临床护理实践前参考。在此基础上，本书重点论述了人体上、下肢骨折的康复护理，包括锁骨骨折、肱骨骨折、尺桡骨骨折、髋部骨折、髌骨骨折及踝关节骨折的康复护理。最后简要讲述了对关节脱位包括肩关节、手部关节、足部关节脱位的康复护理，以及脊柱外科疾病包括颈椎病、腰椎病、脊柱侧凸患者的康复护理。

本书内容全面、条理清晰、层次分明，可以作为骨科护士全面了解现代骨科理论，适应临床护理工作需要的参考书。通过学习本书，骨科护士可掌握规范的康复护理操作方法，充分运用康复知识和技能护理患者，从而达到整体护理、全面护理及提高患者生活质量的目的。

CONTENTS

目 录

第一章 绪论

第一节 骨的构造和生理学

骨是骨骼系统的主要器官，由骨质、骨髓和骨膜构成。骨骼构成了人体的支架，并赋予人体基本形态，起着保护、支持和运动的作用。在运动中，骨起着杠杆作用，关节是运动的枢纽，骨骼肌则是运动的动力器官。骨骼作为钙、磷、镁等无机矿物质的储存库和缓冲库，在骨代谢调节激素的作用下，维持内环境中矿物质含量的稳定。骨髓是主要的造血组织，是机体免疫系统的组成部分，也是成骨性谱系细胞和破骨性谱系细胞的来源。在人体中，骨能不断地进行新陈代谢，并具有修复骨折和改建骨内部的能力。

一、骨组织细胞的功能

骨组织是一种特殊的结缔组织，是骨的结构主体，由数种细胞和大量钙化的细胞外基质组成，钙化的细胞外基质称为骨基质。骨组织的特点是细胞外基质有大量骨盐沉积，即细胞外基质钙化，这使骨组织成为人体较坚硬的组织之一。

在生长活跃的骨组织中，有四种类型的细胞：骨祖细胞、成骨细胞、骨细胞和破骨细胞。其中骨细胞最多，位于骨组织内部，其余三种均分布在骨组织边缘。

（一）骨祖细胞

骨祖细胞又称骨原细胞，是骨组织的干细胞。细胞胞体小，呈不规则梭形，突起很细小。核呈椭圆形或细长形，染色质颗粒细而分散，故核染色浅。胞质少，呈嗜酸性或弱嗜碱性，含细胞器很少，仅有少量核糖体和线粒体。骨祖细胞着色浅淡，不易鉴别。骨祖细胞具有多分化潜能，可分化为成骨细胞、破骨细胞、成软骨细胞或成纤维细胞等，分化方向取决于所处部位和所受刺激的性质。骨祖细胞存在于骨外膜及骨内膜贴近骨基质处，当骨组织生长或重建时，它能分裂、分化成为成骨细胞。

骨祖细胞有两种类型：定向性骨祖细胞（DOPC）和诱导性骨祖细胞（IOPC）。DOPC位于或靠近骨的游离面上，如骨内膜和骨外膜内层、骨骺生长板的钙化骨小梁上和骨髓基质内。在骨的生长期和骨内部改建或骨折修复以及其他形式损伤修复时，DOPC很活跃，细胞分裂并分化为成骨细胞，相应部位具有蛋白质分泌细胞特征的细胞逐渐增多。IOPC存在于骨骼系统以外，几乎普遍存在于结缔组织中。IOPC不能自发地形成骨组织，但经适宜刺激，如在骨形态发生蛋白质（BMP）或泌尿道移行上皮细胞诱导物的作用下，可形成骨组织。

（二）成骨细胞

成骨细胞又称骨母细胞，是能促进骨形成的细胞，主要来源于骨祖细胞。成骨细胞不但能分泌大量的骨胶原和其他骨基质，还能分泌一些重要的细胞因子和酶类，如基质金属蛋白酶（MMP）、碱性磷酸酶（ALP）、骨钙素等，从而启动骨的形成过程，同时也通过这些因子影响破骨细胞的生成、成熟及活化。成骨细胞常见于生长期的骨组织中，大都聚集在新形成的骨基质表面。

1. 成骨细胞的形态与结构

骨形成期间，成骨细胞被覆于骨组织表面，当成骨细胞生成基质时，被认为是活跃的。活跃的成骨细胞胞体呈圆形、锥形、立方形或矮柱状，通常单层排列。细胞侧面和底部出现突起，与相邻的成骨细胞及邻近的骨细胞以突起相连，连接处有缝隙连接。胞质强嗜碱性，与粗面内质网的核糖体有关。成骨细胞的线粒体具有清除胞质内 Ca^{2+} 的作用，同时也是能量的加工厂。某些线粒体含有一些小的钙化颗粒，沉积并附着在嵴外面，微探针分析表明这些颗粒有较多的钙、磷和镁的踪迹。骨的细胞常有大量的线粒体颗粒，可能是激素作用于细胞膜的结果。例如甲状旁腺激素能引起进入细胞的 Ca^{2+} 增加，并随之有线粒体颗粒数目的增加。成骨细胞核大而圆，位于远离骨表面的细胞一端，核仁清晰。在核仁附近有一浅染区，高尔基复合体位于此区内。成骨细胞胞质 ALP 染色呈强阳性，可见许多过碘酸希夫染色（PAS）阳性颗粒，一般认为它是骨基质的蛋白多糖前身。当新骨形成停止时，这些颗粒消失，胞质 ALP 反应减弱，成骨细胞转变为扁平状，被覆于骨组织表面，其超微结构类似成纤维细胞。

2. 成骨细胞的功能

在骨形成非常活跃处，如骨折、骨痂及肿瘤或感染引起的新骨中，成骨细胞可呈复层排列，堆积在骨组织表面。成骨细胞有活跃的分泌功能，能合成和分泌骨基质中的多种有机成分，包括 I 型胶原蛋白、蛋白多糖、骨钙蛋白、骨粘连蛋白、骨桥蛋白、骨唾液酸蛋白等，因此认为其细胞内合成过程与成纤维细胞或软骨细胞相似。成骨细胞还分泌胰岛素样生长因子 I 、胰岛素样生长因子 II 、成纤维细胞生长因子、白细胞介素 –1 和前列腺素等，它们对骨生长均有重要作用。

（1）成骨细胞分泌的酶类

① ALP ：成熟的成骨细胞能产生大量的 ALP。由成骨细胞产生的 ALP 称为骨特异性碱性磷酸酶（BALP），它以焦磷酸盐为底物，催化无机磷酸盐的水解，从而降低焦磷酸盐浓度，有利于骨的钙化。在血清中可以检测到四种不同的 ALP 同分异构体，这些异构体都能作为代谢性骨病的诊断标志物，但各种异构体是否与不同类型的骨质疏松症（绝经后骨

质疏松症、老年性骨质疏松症，以及半乳糖血症、乳糜泻、肾性骨营养不良等引起的继发性骨质疏松症）相关，有待进一步研究。

②组织型谷氨酰胺转移酶（tTGs）：谷氨酰胺转移酶是在组织和体液中广泛存在的一组多功能酶类，具有 Ca^{2+} 依赖性。虽然其并非由成骨细胞专一产生，但在骨的钙化中有非常重要的作用。成骨细胞主要分泌 tTGs，处于不同阶段或不同类型的成骨细胞，其胞质内的 tTGs 含量是不一样的。tTGs 能促进细胞的黏附、细胞的播散、细胞外基质的修饰，同时也在细胞凋亡、损伤修复、骨钙化进程中起着重要作用。

③ MMP：MMP 是一类具有锌离子依赖性的蛋白水解酶类，主要功能是降解细胞外基质，同时也参与成骨细胞功能与分化的信号转导。

（2）成骨细胞分泌的细胞外基质

成熟的成骨细胞分泌大量的细胞外基质，也称为类骨质，包括各种胶原蛋白和非胶原蛋白。

①胶原蛋白：成骨细胞分泌的细胞外基质中大部分为胶原蛋白，其中主要为 I 型胶原蛋白，占细胞外基质的 90% 以上。约 10% 为少量Ⅲ型、V 型和 X 型胶原蛋白及多种非胶原蛋白。I 型胶原蛋白主要构成矿物质沉积和结晶的支架，羟基磷灰石在支架的网状结构中沉积。Ⅲ型胶原蛋白和 V 型胶原蛋白能调控胶原纤维的直径，使胶原纤维不至于过分粗大，而 X 型胶原蛋白主要是作为 I 型胶原蛋白的结构模型。

②非胶原蛋白：成骨细胞分泌的各种非胶原蛋白成分，如骨桥蛋白、骨唾液酸蛋白、纤连蛋白和骨钙蛋白等，在骨的钙化、骨细胞的分化中起重要的作用。

（3）成骨细胞的凋亡

成骨细胞经历增殖、分化、成熟、钙化等各个阶段后，被钙化骨基质包围或附着于骨基质表面，逐步趋向凋亡或变为骨细胞、骨衬细胞。成骨细胞的这一凋亡过程是维持骨的生理平衡所必需的。和其他细胞凋亡途径一样，成骨细胞的凋亡途径也包括线粒体激活和死亡受体激活的凋亡途径，最终导致成骨细胞核的碎裂、DNA 的有控降解、细胞皱缩、细胞膜的气泡样变等。由于成骨细胞上存在肿瘤坏死因子受体，且在成骨细胞的功能发挥中起着重要作用，因此推测成骨细胞主要可能通过肿瘤坏死因子受体激活的凋亡途径而凋亡。细胞因子、细胞外基质和各种激素都能诱导或阻止成骨细胞的凋亡。BMP 被确定为四肢骨中成骨细胞凋亡的关键作用分子。此外，甲状旁腺激素、糖皮质激素、性激素等对成骨细胞的凋亡均有调节作用。

（三）骨细胞

骨细胞是骨组织中的主要细胞，埋于骨基质内，胞体所在的腔隙称骨陷窝，每个骨陷窝内仅有一个骨细胞胞体。骨细胞的胞体呈扁卵圆形，有许多细长的突起，这些细长的突起伸进骨陷窝周围的小管内，此小管为骨小管。

1. 骨细胞的形态

骨细胞的结构和功能与其成熟度有关。刚转变的骨细胞位于细胞外基质中，它们的形态、结构与成骨细胞非常相似。胞体为扁椭圆形，位于比胞体大许多的圆形骨陷窝内。突起多而细，通常各自位于一个骨小管中，有的突起还有少许分支。核呈卵圆形，位于胞体的一端，核内有一个核仁，染色质贴附于核膜分布。苏木精-伊红染色（HE 染色）时胞质嗜碱性，近核处有一浅染区。胞质 ALP 染色呈阳性，还有 PAS 阳性颗粒，一般认为这些颗粒是有机基质的前身物质。较成熟的骨细胞位于钙化的骨质浅部，其胞体也呈双凸扁椭圆形，但体积小于年幼的骨细胞。核较大，呈椭圆形，居胞体中央，在 HE 染色时着色较深，可见有核仁。胞质相对较少，HE 染色弱嗜碱性，甲苯胺蓝染色时着色较浅。

成熟的骨细胞胞体比原来的成骨细胞缩小约 70%，核质比例增大。电镜下可见一定量的粗面内质网和高尔基复合体，线粒体较多，此外尚可见溶酶体。线粒体中常有电子致密颗粒，与破骨细胞的线粒体颗粒相似，现已证实，这些颗粒是细胞内的无机物，主要是磷酸钙。成熟骨细胞最大的变化是形成较长的突起，其直径为 85 ~ 100 nm，为骨小管直径的 1/4 ~ 1/2。相邻骨细胞的突起端对端相互连接，或以其末端侧对侧地相互贴附，其间有缝隙连接。成熟的骨细胞位于骨陷窝和骨小管的网状通道内。骨细胞最大的特征是细胞突起在骨小管内伸展，与相邻的骨细胞连接，深部的骨细胞由此与邻近骨表面的骨细胞突起和骨小管相互连接，构成庞大的网状结构。骨陷窝—骨小管—骨陷窝组成细胞外物质运输通道，是骨组织通向外界的唯一途径，深埋于骨基质内的骨细胞正是通过该通道运输营养物质和代谢产物。而骨细胞—缝隙连接—骨细胞形成细胞间信息传递系统，是骨细胞间直接通信的结构基础。据测算，成熟骨细胞的胞体及其突起的总表面积占成熟骨基质总表面积的 90% 以上，这对骨组织液与血液之间经细胞介导的无机物交换起着重要作用。骨细胞的平均寿命为 25 年。

2. 骨细胞的功能

（1）骨细胞性溶骨和骨细胞性成骨

大量研究表明，骨细胞可能主动参与溶骨过程，并受甲状旁腺激素、降钙素和维生素 D 的调节以及机械性应力的影响。Belanger 发现骨细胞具有释放枸橼酸、乳酸、胶原酶和溶解酶的作用。溶解酶会引起骨细胞周围的骨吸收，他把这种现象称为骨细胞性溶骨。骨细胞性溶骨的表现为骨陷窝扩大，陷窝壁粗糙不平。骨细胞性溶骨也可类似破骨细胞性骨吸收，使骨溶解持续地发生在骨陷窝的某一端，从而使多个骨陷窝融合。当骨细胞性溶骨活动结束后，成熟骨细胞又可在较高水平的降钙素作用下进行继发性成骨，使骨陷窝壁增添新的骨基质。生理情况下，骨细胞性溶骨和骨细胞性成骨是反复交替的，即平时维持骨基质的成骨作用，在机体需要提高血钙量时，又可通过骨细胞性溶骨活动从骨基质中释放 Ca^{2+}。

（2）参与调节血钙、磷平衡

现已证实，骨细胞除了通过溶骨作用参与维持血钙、磷平衡外，还具有转运矿物质的能力。骨细胞膜上有钙泵存在，骨细胞可摄入和释放 Ca^{2+} 和 P^{3+}，并可通过骨细胞相互间的网状连接结构进行离子交换，参与调节血液中 Ca^{2+} 和 P^{3+} 的平衡。

（3）感受力学信号

骨细胞遍布骨基质内，并构成庞大的网状结构，成为感受和传递应力信号的结构基础。

（四）破骨细胞

1. 破骨细胞的形态

（1）光镜特征

破骨细胞是多核巨细胞，细胞直径可在 50 μm 以上，胞核的大小和数目有很大的差异，15～20 个不等，直径为 10～100 μm。核的形态与成骨细胞、骨细胞的核类似，呈卵圆形，染色质颗粒细小，染色后着色较浅，有 1～2 个核仁。在常规组织切片中，胞质通常为嗜酸性；但在一定 pH 值时，用碱性染料染色，胞质为弱嗜碱性，即破骨细胞具嗜双色性。胞质内有许多小空泡。破骨细胞的数量较少，约为成骨细胞的 1%，细胞无分裂能力。破骨细胞具有特殊的吸收功能，从事骨的吸收活动。破骨细胞常位于骨组织吸收处的表面，在吸收骨基质的有机物和矿物质的过程中，造成基质表面不规则，形成近似细胞形状的凹陷，称为吸收陷窝。

（2）电镜特征

功能活跃的破骨细胞具有明显的极性，电镜下分为四个区域：紧贴骨组织侧的细胞膜和胞质分化成的皱褶缘区和亮区或封闭区，皱褶缘深面的小泡区以及位于亮区和小泡区深面的基底区。

①皱褶缘区：此区位于吸收腔深处，是破骨细胞表面高度起伏不平的部分，光镜下似纹状缘，电镜观察发现其是由内陷很深的质膜内褶组成，呈现大量的叶状突起或指状突起，粗细不均，远侧端可膨大，且分支常常互相吻合，故名皱褶缘。三磷酸腺苷（ATP）酶和 ALP 沿皱褶缘细胞膜分布。皱褶缘细胞膜的胞质面有非常细小的鬃毛状附属物，长 15～20 nm，间隔约 20 nm，致使该处细胞膜比其余部位细胞膜厚。突起之间有狭窄的细胞外裂隙，其内含有组织液及溶解中的羟基磷灰石、胶原蛋白和蛋白多糖分解形成的颗粒。

②亮区或封闭区：环绕于皱褶缘区周围，微微隆起，平整的细胞膜紧贴骨组织，好像一堵环形围堤，包围皱褶缘区，使皱褶缘区密封，与细胞外间隙隔绝，形成一个特殊的微环境。因此，将这种环形特化的细胞膜和胞质称为封闭区。切面上可见两块封闭区位于皱褶缘区两侧。封闭区有丰富的肌动蛋白微丝，但缺乏其他细胞器。电镜下观察发现封闭区电子密度低，故又称亮区，破骨细胞若离开骨组织表面，皱褶缘区和亮区均消失。

③小泡区：此区位于皱褶缘的深面，内含许多大小不一、电子密度不等的被膜小泡

和大泡。小泡数量多，为致密球形，小泡是初级溶酶体、胞吞泡或次级溶酶体，直径为 0.2 ~ 0.5 μm。大泡数量少，直径为 0.5 ~ 3.0 μm，其中有些大泡对 ALP 染色呈阳性反应。

④基底区：位于亮区和小泡区的深面，是破骨细胞远离骨组织侧的部分。细胞核聚集在该处，细胞核之间有一些粗面内质网、发达的高尔基复合体和线粒体，还有与细胞核数目相对应的中心粒，很多双中心粒聚集在一个大的中心粒区。破骨细胞膜表面有丰富的降钙素受体和玻连蛋白（细胞外粘连蛋白）受体等，参与调节破骨细胞的活动。破骨细胞表型的标志是皱褶缘区和亮区以及溶酶体内的抗酒石酸酸性磷酸酶（TRAP），细胞膜上的 ATP 酶和降钙素受体，以及降钙素反应性腺苷酸环化酶活性。

2. 破骨细胞的功能

破骨细胞在吸收骨基质时具有将骨基质中的 Ca^{2+} 持续转移至细胞外液的特殊功能。骨吸收的最初阶段是羟基磷灰石的溶解，破骨细胞移动活跃，细胞能分泌有机酸，使骨矿物质溶解，主要是羟基磷灰石溶解。在骨的矿物质被溶解吸收后，接下来就是骨的有机物质的吸收和降解。破骨细胞可分泌多种蛋白水解酶，主要包括半胱氨酸蛋白酶（CP）和 MMP 两类。有机质经蛋白水解酶水解后，在骨的表面形成吸收陷窝。在整个有机质和无机矿物质的降解过程中，破骨细胞与骨的表面是始终紧密结合的。此外，破骨细胞能产生一氧化氮（NO），NO 对骨吸收具有抑制作用，与此同时，破骨细胞数量也减少。

二、骨基质

骨基质简称骨质，即钙化的骨组织的细胞外基质。骨基质含水较少，仅占湿骨重量的 8% ~ 9%。骨基质由无机质和有机质两种成分构成。

（一）无机质

无机质即骨矿物质，又称骨盐，占干骨重量的 65% ~ 75%，其中 95% 是固体钙和磷，无定形的钙 - 磷固体在嫩的、新形成的骨组织中较多（40% ~ 50%），在老的、成熟的骨组织中较少（25% ~ 30%）。骨矿物质大部分以无定形的磷酸钙和结晶的羟基磷灰石 $[Ca_{10}(PO_4)_6(OH)_2]$ 的形式分布于有机质中。无定形磷酸钙是最初沉积的无机盐，以非晶体形式存在，占成人骨矿物质总量的 20% ~ 30%。无定形磷酸钙继而会组建成结晶的羟基磷灰石。在电镜下观察，羟基磷灰石结晶呈柱状或针状，长 20 ~ 40 nm，宽 2 ~ 3 nm。X 线衍射法研究表明，羟基磷灰石结晶体大小很不相同，体积为（2.5 ~ 5.0）nm × 40 nm ×（20 ~ 35）nm。结晶体体积虽小，但密度极大，每克骨矿物质含 1 016 个结晶体，故其表面积甚大，可达 100 m^2。它们位于胶原纤维表面和胶原纤维之间，沿纤维长轴以 60 ~ 70 nm 的间隔规律地排列。在液体中的结晶体被一层水包围形成一层水化壳，离子只有通过这层物质才能到达结晶体表面，有利于细胞外液与结晶体进行离子交换。羟基磷灰石由钙、磷酸根和羟基结合而成。结晶体还吸附许多其他矿物质，如镁、钠、钾和一些微量元素，包括锌、铜、锰、氟、铅、锶、铁、铝等，因此，骨是钙、磷和其他离子的储存库。

骨骼中的矿物质晶体与骨基质的胶原纤维之间存在着十分密切的物理－化学和生物化学－高分子化学结构、功能关系。正常的羟基磷灰石形如长针状，有严格的空间定向，如果羟基磷灰石在骨钙化前的定点与排列紊乱，骨的钙化即可发生异常，同时也使骨基质的生成与代谢异常。

（二）有机质

有机质包括胶原纤维和无定形基质。

1. 胶原纤维

胶原纤维是一种结晶纤维蛋白原，被包埋在含有钙盐的基质中，在有机质中胶原纤维占90%，人体的胶原纤维大约50%存在于骨组织。构成骨胶原纤维的化学成分主要是Ⅰ型胶原蛋白，占骨总重量的30%，还有少量Ⅴ型胶原蛋白，占骨总重量的1.5%。在病理情况下，可出现Ⅲ型胶原蛋白。骨的胶原纤维与结缔组织胶原纤维的形态、结构基本相同，分子结构为3条多肽链，每条含有1 000多个氨基酸，交织成绳状，故又称三联螺旋结构。胶原纤维的直径为50～70 nm，具有64 nm周期性横纹。Ⅰ型胶原蛋白由20多种氨基酸组成，其中甘氨酸约占33%，脯氨酸和羟脯氨酸约占25%。骨的胶原纤维和其他胶原纤维的最大不同在于它在稀酸溶液中不膨胀，也不溶解于可溶解其他胶原蛋白的溶剂中，如中性盐和稀酸溶液等。骨的胶原纤维具有这些特殊的物理性能，是由于骨胶原蛋白分子之间有较多的分子间交联。骨胶原蛋白与羟基磷灰石结晶结合，形成了抗挤压和抗拉扭能力很强的骨组织。随着骨代谢的不断进行，胶原蛋白也不断降解和合成。胶原蛋白的功能是使各种组织和器官具有强度和完整性，1 mm直径的胶原蛋白可承受100～400 N的力。

2. 无定形基质

无定形基质是一种没有固定形态的胶状物，主要成分是蛋白多糖和蛋白多糖复合物，后者由蛋白多糖和糖蛋白组成。

蛋白多糖由一条复杂的多肽链组成，还有几个硫酸多糖侧链与其共价连接。多糖部分为氨基葡聚糖，故PAS反应呈阳性，某些区域呈弱的异染性。尽管骨有机质中存在氨基葡聚糖，但由于含有丰富的胶原蛋白，骨组织切片染色呈嗜酸性。此外，无定形基质还含有很少的脂质，主要为磷脂类、游离脂肪酸和胆固醇等。

无定形基质含有许多非胶原蛋白，近年来已被分离出来的主要有以下几种。

（1）骨钙蛋白

骨钙蛋白，又称骨钙素，其在骨组织中含量较丰富，由分化成熟的成骨细胞合成和分泌，大部分沉积于骨基质，大约有20%释放入血，血清骨钙蛋白和骨组织骨钙蛋白呈正相关性，因此血清骨钙蛋白可以反映骨组织中骨钙蛋白的合成状况。肾、肺、胰、脾和胎盘等部位以及肝细胞和贮脂细胞也能合成骨钙蛋白。骨钙蛋白由于其主要在钙化形成期出现，故被认为是成骨细胞向钙化发生期分化标记之一。而且骨钙蛋白对羟基磷灰石有很高的亲和力，在骨组织钙化过程中，能特异性地与骨羟基磷灰石结晶结合，主要通过侧链 γ-GIA 与晶体表面的 Ca^{2+} 结合，每摩尔骨钙蛋白能结合 2~3 mol 的 Ca^{2+}，从而促进骨钙化过程。骨钙蛋白对成骨细胞和破骨细胞前体有趋化作用，并可能在破骨细胞的成熟及活动中起作用。骨钙蛋白还可能控制骨 Ca^{2+} 的进出，影响肾小管对 Ca^{2+} 的重吸收，提示它参与调节体内钙的平衡。当成骨细胞受 1,25- 二羟维生素 D_3 [1,25-（OH）$_2D_3$] 刺激，可产生骨钙蛋白。此外，肾、肺、脾、胰和胎盘的一些细胞也能合成骨钙蛋白。

骨钙蛋白的表达受许多激素和细胞因子的调节。上调骨钙蛋白表达的激素主要是 1,25-（OH）$_2D_3$，而下调其表达的有糖皮质激素、转化生长因子 –β（TGF–β）、前列腺素 E_2（PGE$_2$）、白细胞介素 –2（IL–2）、肿瘤坏死因子 –α（TNF–α）、白细胞介素 –10（IL–10）等。

（2）骨桥蛋白

骨桥蛋白为分泌性磷蛋白，是一种非胶原蛋白，主要由成骨性谱系细胞和活化型 T 淋巴细胞表达，存在于骨组织、外周血液和某些肿瘤中。骨桥蛋白分子大约由 300 个氨基酸残基组成，相对分子质量为 44 000~375 000，其突出的结构特点是含有精氨酸 – 甘氨酸 – 天冬氨酸（RGD）序列。骨桥蛋白具有 9 个天冬氨酸的区域，该处是同羟基磷灰石相互作用的部位，故对羟基磷灰石有很高的亲和力。骨桥蛋白浓集在骨形成的部位、软骨成骨的部位和破骨细胞同骨组织相贴的部位，它是成骨细胞和破骨细胞黏附的重要物质，是连接细胞与基质的桥梁。骨桥蛋白不仅由成骨细胞产生，破骨细胞也能合成骨桥蛋白。此外，成牙本质细胞、软骨细胞、肾远曲小管上皮细胞以及胎盘、神经组织和骨髓瘤的细胞也分泌骨桥蛋白。

（3）骨唾液酸蛋白

骨唾液酸蛋白是酸性磷蛋白，相对分子质量为 7 000，它由成骨细胞分泌。其 40%~50% 由碳水化合物构成，13%~14% 为唾液酸，有 30% 的丝氨酸残基磷酸化。骨唾液酸蛋白在骨中占非胶原蛋白总量的 15% 左右。骨唾液酸蛋白的功能是支持细胞黏附，对羟基磷灰石有很高的亲和力，具有介导基质钙化作用。

第二节　骨科康复护理基本原则

随着医学护理模式的转变，康复护理的观念也发生了转变，由传统的医学治疗向多元化综合治疗的护理方向转变，其主要目的是尽早使康复工作付诸实施，以帮助患者身体恢复到最佳的状态。骨科疾病有治疗时间长、护理难度大等特点。针对这些特点，给予患者科学的康复护理指导,对促进其早日康复具有重要意义。

一、骨科康复的治疗原则——从被动运动治疗到主动运动治疗

(一)被动运动治疗

被动运动是一种完全依靠外力帮助或在他人一定的帮助下来完成的运动,它是相对于主动运动而言的。外力可以来自机械,也可以来自他人或本人健康肢体的协助。治疗进行时,患者被动运动的肢体肌肉应放松,利用外力固定关节的近端和活动关节的远端,根据病情需要,尽量做关节各方向的全幅度运动,但要避免动作粗暴。适用于各种原因引起的肢体运动功能障碍,能起到放松痉挛肌肉,牵引挛缩的肌腱、关节囊和韧带,恢复和保持关节活动幅度的作用。

(二)主动运动治疗

主动运动是患者在没有辅助的情况下完成的一种运动,分为等张运动、等长运动和等速运动。等张运动可引起活动关节的肌肉收缩和放松运动,又称动力性运动,在康复体育中应用最广;等长运动是一种静力性肌肉收缩训练,无明显的关节活动,能有效地增长肌肉力量,特别适用于被固定的肢体和软弱的肌肉及神经损伤后的早期训练;等速运动是等张和等长运动的综合,它是利用专门器械(如等动练习器)进行的有效发展肌力的一种练习,在训练时,肌肉以最大力量做全幅度的收缩运动,依靠器械的作用,运动速度基本维持不变,使肌肉在整个运动过程中持续保持高度张力,从而获得更好的锻炼效果。

二、从单一运动治疗到多元化、多学科治疗

在患者入院时和手术后评估患者病情及功能情况,了解其手术方案、疗效等情况,以确定体位、翻身、肢体关节活动,以及起床、站立、行走时机,有针对性地制订功能锻炼计划。从简单的被动、主动运动治疗过渡到多种治疗元素的结合,这些元素包括临床医生、物理治疗师、运动治疗师、心理学家、职业训练治疗师等的共同努力。

三、肌肉功能训练

(一)等张运动训练

在肌肉拉长或缩短时,通过改变关节活动范围抵抗持续不变的阻力或负荷而进行的训练即等张运动训练。

1. 向心性与离心性运动

向心性运动使肌肉起止点靠近,如屈肘时的肱二头肌收缩;离心性运动使肌肉起止点远离,如下蹲时的股四头肌收缩。

2. 开放链与收缩链运动

开放链运动是指肢体远端自由活动的运动，如步行周期中摆动相；收缩链运动是指肢体远端固定时身体产生的运动，如站立相时胫骨前肌的功能。

（二）等长运动训练

等长运动训练指最大负荷下不产生关节活动时肌肉的最大收缩，且每次收缩应保持若干秒。应用于关节疼痛和不允许关节活动的情况下的肌力训练。

（三）等速运动训练

等速运动训练指由仪器限定肌肉收缩时肢体的运动速度，使其始终保持角速度相等。这种仪器就叫做等速肌力测试训练仪。

（四）超量负荷原则

超量负荷原则指所给负荷应略高于现有能力水平，要使患者在训练时不是轻而易举地就能完成动作，而是需要努力或给予一定的工作条件才能完成。肌力训练负荷量要相当大，能完成的动作重复次数比较少，一般采用相当于肌肉产生最大强度收缩所需负荷量的 60%，持续至少 6 周。耐力训练则重复次数较多而单次负荷量相对较小，一般是中等强度（最大耗氧量的 40%～70%），也称有氧训练。

（五）渐进抗阻训练

渐进抗阻训练指测某一肌群对抗最大阻力完成 10 次动作的重量（只能完成 10 次，做第 11 次时已无力完成），这个量称为 10 RM 重量（RM 表示最大重复次数），以该极限量为基准，分 3 组或 4 组训练。

第 1 组：10 RM 重量的 1/4 量，重复练习 10 次。

第 2 组：10 RM 重量的 1/2 量，重复练习 10 次。

第 3 组：10 RM 重量的 3/4 量，重复练习 10 次。

第 4 组：10 RM 重量，重复练习 10 次。

每组训练之间需休息 1 分钟，每天训练 1 次。每周重新测定 1 次 10 RM 重量，作为下周训练的基准。

（六）短暂等长运动训练

短暂等长运动训练指给肢体以最大抵抗，使承受抵抗的肌群等长收缩（即肌肉收缩对抗负荷，但不缩短长度，也不产生关节活动），维持 5～10 秒，重复 20 次，每次间隔 20 秒。

（七）短暂最大负荷训练

短暂最大负荷训练指给肢体以从 0.5 kg 起直到最大抵抗的负荷，使肌肉先完成关节运动（等张收缩），继而维持等长收缩 5 ~ 10 秒，每日 1 次。

四、关节活动度维持与训练技术

（一）关节活动度训练的原则

①在功能评定的基础上，决定训练的形式，如被动训练、主动 - 辅助训练和主动训练等。

②治疗师需要选择能较好发挥治疗作用的位置。

③对过度活动的关节、近期骨折的部位或麻痹的肢体等结构完整性较差的部位予以支持。

④关节活动度训练可在解剖平面（额面、矢状面、冠状面）、肌肉可拉长的范围、组合模式（数个平面运动的合并）、功能模式等情况下进行。

⑤患者处于舒适体位，同时确保患者处于正常的身体列线，必要时除去影响活动的衣服、夹板等固定物。

⑥在训练进行中和完成后，应注意观察患者的总体状况，注意生命体征、活动部分的皮温和颜色改变，以及关节活动度和疼痛等变化。

（二）准备

治疗师向患者解释关节活动度训练方法有徒手训练和器械训练，并说明徒手训练包括自身和他人徒手训练，器械训练包括被动运动训练器、体操棍、指梯板、手指活动训练器、头顶滑轮系统、滑板和悬吊装置等。

要向患者说明治疗目的、方法和注意事项，以充分取得患者的合作。

（三）注意事项

患者应在舒适的体位下进行训练，并尽量放松。应在无痛或轻微疼痛、患者能忍受的范围内进行训练，避免使用暴力，以免发生组织损伤。有感觉功能障碍者需进行关节活动度训练时，应在有经验的治疗师指导下进行。数个关节活动度都需训练时，可按从远端向近端的顺序逐个关节或数个关节一起进行训练。关节活动度训练中如配合药物或理疗等镇痛或热疗措施，可增加疗效。

五、骨科康复诊疗中的禁忌

等长运动，特别是抗较大阻力时，具有明显的升压反应。等长运动常伴有闭气，易引起心血管额外负荷，因此，有高血压、冠心病或其他心血管疾病者应禁止在等长抗阻运动时过分用力或闭气。

肌力训练的运动量以训练后的第一天不感到疲劳和疼痛为宜。根据患者全身和局部状况选择训练方法，每天训练 1～2 次，20～30 分钟 / 次，可以分组练习，中间休息 1～2 分钟。不可过度练习。

六、骨科康复的护理原则

骨科创伤大都来自突发事件，无论是从心理上还是身体上都给患者带来了巨大的痛苦和压力。患者在接受治疗的同时，对住院后期恢复情况更为担心。护士早期介入患者的身体和心理康复，既能缩短患者住院时间，又能提高患者生活质量，还能增加患者满意度。

（一）围手术期心理康复护理

创伤多为意外事故所致，对于突如其来的打击，患者从心理上难以接受。身体上的创伤严重干扰了患者的心理状态，恐惧、烦躁、焦虑等不良情绪占据了患者的大部分心理活动。护士从患者入院初始就应积极介入患者的心理康复，从为住院患者铺好第一张床、送上第一壶开水、做好第一次入院宣教做起，为患者营造一个温馨的就医氛围。护士长、责任护士应多巡视、多关心、多交流，讲解相关的专科知识，转移患者的注意力，使患者了解部分康复知识，拉近护患之间的距离，提高彼此之间的信任度。使患者从心理上信赖护士，为术后康复训练打好基础，从而积极配合治疗。

（二）术后肢体功能康复

1. 早期康复

术后在加强病情观察和心理康复的同时，肢体康复应在临床处理的早期开始介入。患肢若长期固定不动则会导致肌肉萎缩、关节内粘连、关节僵硬等。但早期由于疼痛或担心伤口裂开、内置物断裂、骨折移位等，患者大都不愿意进行康复训练，往往只在意手术的成功与否，把手术成功视为肢体"康复"。因此护士要积极宣教，告之康复训练的重要性和必要性。患者术后返回病房后，给予舒适体位，抬高患肢，略高于心脏水平，患肢下衬上软枕，以利于静脉回流，促进消肿。术后前期要认真评估，教会患者做一些简单有效的功能锻炼，如麻醉清醒后（一般 6 小时）就可指导患者进行远端指（趾）关节屈伸运动，主动运动与被动运动相辅；术后第一天，可指导患者做肌肉收缩运动、踝泵运动、主动握拳伸指运动、肘屈伸运动等。早期进行功能锻炼既可以促进局部的血液循环，使新生的血管得以较快地生长，又可以通过肌肉等长收缩运动保持骨端的良好接触。但要注意，开始锻炼时活动量要控制在患者可接受的轻微疼痛范围内，不可操之过急。

2. 后期康复

后期康复主动运动和被动运动仍要并行，遵循循序渐进原则，在前期锻炼的基础上增加活动范围和力量。积极采用恰当的仪器及设备进行协助。如：

①骨科牵引床的使用，患者可以借助床上的拉环抬起臀部和上身，加深呼吸，促进血液循环，也可预防压疮的发生。

②持续被动运动机（CPM）可以辅助患者做关节的屈伸运动，起到消肿、防止关节粘连及预防关节僵硬等作用，2 次 / 日，每次 30 分钟。

③骨折治疗仪的使用既可以消肿，又可以促进骨痂生成，1 次 / 日，每次 30 分钟。但要注意儿童一般不用。

④动静脉泵气压治疗可以促进血液循环，预防深静脉血栓的发生。

在康复过程中不可忽略健侧肢体的活动。

3. 出院健康指导

为了保持康复的持续性和有效性，在患者出院前责任护士就应做好出院康复指导及注意事项宣教，不能淡化或中断康复训练，必要时建立护患联系卡，定期随访，以免前功尽弃，延长康复时间。骨科患者的康复要从术前开始才有利于术后康复。只有对骨科创伤患者从心理和身体康复的角度出发，及时介入，准确训练，才能缓解患者的心理压力、有效促进伤口愈合、预防术后并发症的发生。这样不仅能缩短住院时间，还能提高患者的生活质量和健康水平。

第二章　骨科常用检查技术

第一节　骨科症状和体征的特点

一、症状

（一）主要症状

疼痛是骨科疾病中的一个最重要、最常见的症状。皮肤或接近皮肤的表浅组织损伤，疼痛局限，患者多能准确指出痛点和时间。韧带、骨膜等深层组织损伤，疼痛范围比较广泛，患者多不能明确指出痛点和时间。类风湿关节炎疼痛为多发而对称，风湿性关节炎疼痛多呈游走性。放射痛是按脊神经节段走行的，下腰部椎间盘突出时，疼痛自腰部沿坐骨神经放射到小腿、踝足外侧。肩周炎疼痛放射到上臂及肱骨外髁部位。髋关节疼痛放射到膝内侧（闭孔神经区）。

出现增生性关节炎时，骨内压增高。由于夜里卧床休息时，静脉回流不畅，导致骨内压进一步升高，关节出现休息痛，经过休息，关节疼痛不减，早晨起床活动一段时间后，静脉回流改善，反使关节疼痛缓解。骨折、韧带急性损伤有锐痛；感染化脓有跳痛；神经根受刺激可有烧灼痛或刺痛；骨肿瘤或软组织肿物有胀痛或钝痛。急性损伤多有持续痛；与负重、局部供血有关的病变可有间歇性痛，前者如扁平足，后者如下肢动脉血管闭塞性脉管炎。损伤或感染性肿胀多有压痛，如韧带损伤、骨髓炎等。肌肉劳损休息时疼痛减轻，活动时疼痛加重，增生性关节炎则与此相反。风湿性关节炎或有损伤的肢体，于冬春季或天气变化时疼痛。腰椎间盘突出的患者，在咳嗽、打喷嚏、大小便用力时因脑脊液压力增高而疼痛加重。

先天性畸形患者的生产史和生长发育情况非常重要，如先天性斜颈、新生儿臂丛损伤多有难产及产伤史。有些脊柱、四肢畸形可与胚胎发育期母体所处环境或某些特殊接触有关。

（二）症状的特点

骨科患者常见的主诉有：疼痛、僵硬、肿胀、畸形和运动功能改变。这些症状可能是突然出现的，也可能是逐渐出现的。症状的存在可能是持续性的，也可能是间歇性的，可静止、减轻，也可进展、加剧。

（三）骨科疾病的相关因素

患者的工作、业余活动、疾病史或损伤史以及家庭成员患有类似疾病均可与之相关。骨结核患者半数以上有肺结核或胸膜结核史；类风湿关节炎患者常有扁桃体炎、龋齿病灶；骨髓炎病灶有时多年后也会复发；闭塞性脉管炎与吸烟史有关；骨科女性患者不少疾病与月经、妊娠及哺乳有关，腰痛可因经期盆腔充血而加剧，停经后可因卵巢内分泌不平衡导致骨质疏松症，妊娠后期，松弛素的作用使韧带松弛，哺乳期可因缺钙而发生软骨病，这些原因都能引起腰痛。

某些骨科疾病，如类风湿关节炎、痛风、先天性畸形、骨肿瘤可与家族史有关。骨科传染性疾病，如骨结核则可与家庭成员或接触密切的亲友有关，诊断时均有临床参考价值，不可疏忽。此外，尚有些骨科疾病与患者精神状态有关，如癔症性截瘫、功能性腰痛等。

性别、年龄、职业、籍贯、居住地区等信息也对骨科疾病诊断很有价值。有些疾病男性和女性的发病率不同，如先天性髋脱位多见于女性，类风湿关节炎女性多于男性。不少骨科疾病好发年龄不同，如先天性畸形在出生后或幼年即表现出来，而增生性关节炎多于40岁以后发生，股骨颈骨折患者以老年人为多。搬运工、翻砂工、车工可因搬运重物或劳动姿势而引起腰痛，纺织工易患手指屈肌腱鞘炎等，这均与职业有关。大骨节病主要分布于我国东北地区，南方人到北方易患关节痛等，说明籍贯、居住地区对骨科一些疾病有影响。

（四）疾病诊断

骨科疾病诊断首先要明确主要伤病症状、部位以及发病时间。患者陈述病情时，应引导患者按时间顺序叙述，描述不清时要适当启发。昏迷患者或儿童可自家属或知情者了解病情。斗殴、工伤、交通事故、精神病或癫痫发作等所致的骨科疾病患者，尚需向有关方面进一步了解情况。有的患者有些医学常识，主诉时常用医学术语描述来自下诊断。神经症患者症状多不肯定，都应加以具体分析。斗殴、工伤、交通事故、精神病所致的骨科疾病患者中，有时可遇到个别伪病者，他们夸大甚至制造假主诉，如其主诉与临床表现或辅助检查不符，则应进一步向患者、组织或有关部门以及了解情况的人询问患者的思想情况和精神状态，但应该在真正排除临床的一切可能诊断之后再做出此结论，不可主观、轻率处之。

二、体征

症状是骨科患者的主观感受，而体征则是检查者通过望诊、触诊、叩诊、听诊、运动和长度测量等方法所能发现的骨、关节病变表现。

（一）骨科检查原则

骨科检查要有整体观念，不可只注意一处骨关节损伤而忽略了别处骨关节损伤或其他部位的重要脏器损伤，造成危及患者生命等不可挽回的损失。除病情简单的病例外，均应在全身检查基础上，再系统地和有重点地进行局部检查。如高处坠落伤，骨关节损伤同时可伴有颅脑、肝脾等重要脏器损伤。一旦存在重要的脏器损伤，则应先治疗危及生命的损伤，之后再处理骨关节损伤。

骨科疾病患者的体征必须通过异常与正常的解剖和运动功能相对比才能发现，如肢体检查通常采取与健肢比较的方法。检查局部要从病变以外的区域开始，先检查健肢或症状较轻的肢体，尤其对患儿更应遵守这一原则，以防患儿哭闹，拒绝检查。

（二）检查方法

1. 望诊

注意发育、营养、身材和体形，坐、立、蹲或卧位时肢体的静止姿态，以及行走、坐卧、解衣、受检的动作。

步态可因患者的习惯、职业、鞋袜衣服等影响而不同，但根据病情，患者可存在下列特殊病理步态：①疼痛步态，为保护性跛行，患侧足着地后迅速更换健侧足起步，步态急促不稳；②下肢短缩步态，双下肢不等长超过 3 cm，骨盆及躯干倾斜，患者常足尖着地或屈另侧膝行走；③关节强直步态，一侧髋关节在伸直位强直时，患者须转动全骨盆使患侧下肢向前迈步。膝强直患者在伸直位行走时，患侧骨盆升高或患肢向外绕弧形前行。严重扁平足患者足呈外翻位前行。痉挛性脑瘫患儿行走时为两腿前后交叉的剪行步态。先天性髋脱位或臀中肌麻痹时，单侧者出现摇摆步态（如患侧持重则躯干斜向患侧），双侧者表现为鸭行步，躯干在行走时左右交替倾斜。股四头肌麻痹患者用手按压患侧大腿使膝伸展行走，臀大肌麻痹者以手扶患臀、挺腰使上身稍后倾的步态行走。垂足患者使膝部高举，避免足尖触地行走。如有畸形和肿胀，应注意部位、性质、形状、大小的变化。皮肤色泽、干湿、多汗、多毛、脱发、色斑、溃疡、窦道、瘢痕、静脉曲张、肌肉萎缩以及肌肉肥大、松弛、挛缩、痉挛或震颤等均有临床意义，需仔细观察记录。

2. 触诊

首先检查压痛，要明确疼痛部位、局限程度、轻重、深浅和敏感度，有无放射痛。固定而局限的压痛是各种骨折所共有的体征。长骨骨折可有轴线挤压痛，骨盆和肋骨骨折可引出前后或左右挤压的折断端痛。压痛点的真实存在，可在反复按压几处后证实，确实存在的压痛部位多不改变，此检查法常用于腰背痛检查。检查压痛部位的深浅时，可采用局部麻醉（简称局麻）药普鲁卡因注射，判断病变是否在皮下组织、韧带、肌肉、肌束等。当针刺到病变部位则疼痛和放射痛加剧，注药后又减轻、缓解。注意皮肤的温度、弹性、硬度，有无水肿，有瘢痕则应检查与周围组织有无粘连。注意肿块的大小、硬度、数目、边界和与周围组织的关系。注意有无乒乓球感，有无波动、搏动或震颤。有病理改变的关节或肌腱活动时可听到弹响或触到摩擦感。患盘状半月板和扳机指时检查可出现弹响。膝关节髌骨软化时，髌骨移动有摩擦感。骨折时能触及骨擦感。

3. 叩诊

浅层组织病变压痛明显，而深部骨关节病变叩痛明显。如腰椎管狭窄时，虽然压痛不明显，但局部叩痛强烈。

4. 听诊

动脉瘤、动静脉瘤以及血管丰富的骨肿瘤（如骨肉瘤、血管瘤等），于局部多可听到血流杂音。正常关节可发出无症状的生理性响声，病变骨关节发出的响声则伴有症状，如骨折的骨擦音和半月板撕裂、盘状半月板及半节游离体引出弹响都会出现剧烈疼痛。有时关节运动引起筋膜与骨隆起的滑动弹响，称弹响关节，如弹响髋、弹响肩等。

肢体骨折时，上肢检查时听筒放在胸骨柄上，下肢检查时听筒放在耻骨联合上，以震动音叉或叩诊锤叩击，两侧比较，骨折侧传导不良。

5. 运动功能检查

运动功能靠关节及关节周围肌肉互相协调完成，因此，检查关节运动功能对确诊关节或肌肉疾病有重大的临床意义。运动功能分成主动运动和被动运动，一般被动运动范围大于主动运动，如膝关节被动伸膝范围比主动伸膝大 $5° \sim 10°$。各关节正常运动的方式和范围因部位而异，一般有屈、伸、收、展以及内、外旋等，可因年龄、性别、职业、运动锻炼而不同。相邻关节的运动可相互影响和补偿，如髋关节运动受限能由腰部各关节代偿。先检查主动运动，后检查被动运动。借两者的运动范围差值来判定是关节本身病变还是肌肉断裂、肌肉神经麻痹。关节强直时主动运动、被动运动均有障碍，肌肉麻痹则主动运动消失、被动运动良好甚至超过正常运动范围。各个方向活动都受限，多提示某种类型关节炎；运动范围仅选择性受限，其他方向运动正常，则说明关节机械性紊乱。

目前我国确定使用中立位 $0°$ 法测量关节活动度。关节测量一般有 $2° \sim 5°$ 误差，指关节误差小，髋关节误差大。不易精确测量角度的部位，关节功能也可采用长度测量表示，如颈椎前屈可测下颌与胸骨柄距离，侧屈测耳垂与肩峰距离。胸椎屈伸，颈、胸椎棘突间距可增减 $4 \sim 6$ cm。腰椎前屈，测量下垂中指尖与地面距离。正常前屈，颈椎至骶椎棘突间距增加 15 cm。但此法使用较少。长度测量前两侧肢体放在对称位置上，先定出测量标志并划出记号，然后用直尺测量 2 个标志的间距。注意勿移动皮肤，以防产生误差。测量长度常用标志：躯干为颅顶至尾端，上肢为第 7 颈椎棘突至桡骨茎突尖部（或肩峰至桡骨茎突尖部），上臂为肩峰至肱骨外上髁，前臂为肱骨外上髁至桡骨茎突（或尺骨鹰嘴至尺骨茎突），下肢为髂前上棘至内踝下缘（或脐、剑突至内踝下缘），大腿为髂前上棘至膝关节内缘（或股骨内上髁最高点），小腿为膝关节内缘至内踝（或腓骨头至外踝下缘）。周径测量，两肢体必须取相对的同一平面测量。肿胀部取最明显处，肌萎缩测量取肌腹部。使用软尺或用两手掌环抱，两小指尖肢后对拢测前方两拇指尖距离大小。体积和面积测量用于肿物、软组织创面、溃疡面或表皮瘢痕等。体积采用立方厘米（cm^3），面积采用平方厘米（cm^2）计算。

第二节　临床物理检查

在骨科疾病的诊断中，需将病史及临床物理检查结合起来，得出一个初步的概念或诊断，根据需要再申请特殊的检查方法，以达最后确诊的目的。临床物理检查是诊断骨关节疾病的基础，是骨科医生必须掌握的基本功，也是骨科医生随时随地都要应用的检查技术。作为一名骨科医生，必须摒弃忽视临床物理检查、过分依赖特殊检查的本末倒置的错误观念，应该在临床实践中，学好基本功、练好基本功、用好基本功，使临床物理检查在骨科疾病的诊断中，发挥其应有的作用。骨科临床物理检查的基本方法除视、触、叩、听四诊之外，还常用到测量的方法及各种特殊的试验方法。测量是骨科临床物理检查特有的、具有重要诊断价值的检查方法之一。

骨科临床物理检查应注意以下事项。

（1）应有整体观念

对于骨科患者，全身各系统的检查及骨科局部检查均应依次进行，不可遗漏，因为身体的某些异常发现可能对骨科疾病的诊断有重要意义。例如，疔疮可能是骨髓炎的原发病灶，咽喉部的慢性感染可能与类风湿关节炎的发病有关，甲状旁腺功能亢进可以引起骨的囊性改变及病理性骨折，多次骨折患者伴有蓝色巩膜往往意味着患有成骨不全，等等。对骨科患者的检查，不可局限于骨关节局部，而应首先进行全身各系统的常规检查。如果忽视了某些诊断线索而未做检查，常常会造成错误诊断，甚至引起医疗纠纷。当然，对于急症患者，则应先做扼要的重点检查、及早治疗，以免耽误抢救时机。对一些单纯的、诊断显而易见的病例，则应按实际需要进行检查，以免造成工作忙乱。

（2）仔细对比

对压痛点、感觉的改变及有无波动感等的检查，必须进行左右对比或伤侧与健侧的对比，以便得出准确的判断。

（3）反复检查

有时一次检查不够准确，往往需要多次检查以补充、修改或肯定前次检查的结果。要细致耐心地反复检查，认真地调查研究，才能做出准确的诊断。

（4）准确性

检查材料要准确，检查方法要准确，检查结果要明确，不可以含糊其词。肢体长度、周径及关节活动度的测量要科学、准确，不可粗略估计，并应详细记录。这样，将初始记录与治疗后的测量结果相对比，才能对疗效做出有根据的评价。

（5）检查工具要齐全

除叩诊锤、听诊器外，还应备有尺、棉签、大头针、关节量角器，以及盛有冷、热水的试管等，以备各种检查时应用。

一、颈部

患者可取直立位或坐位进行检查。

（一）视诊

颈部有疾病的患者，头颈部常伴有一定程度的畸形，在患者步入诊室时，医生就应注意观察患者颜面有无发育不对称，颈部有无姿势畸形，如侧偏、前屈、过度后伸、僵硬及活动障碍等。颈部扭伤或落枕的患者，颈部均呈强直状态，活动受限，转头时，两肩也随之转动。先天性斜颈患者，头向一侧倾斜，患侧胸锁乳突肌呈条索状隆起，且患侧面部发育较小，两侧不对称。有颈椎结核时，除颈部强直外，患者往往用手托着头部，小心翼翼地走动。初步观察后，让患者脱去上衣，显露颈、肩、背部及两上肢，在充足的光线照射下，进一步观察颈椎生理前凸有无消失，有无后凸畸形，颈椎有无短缩，发际有无下移，颈部有无瘢痕、窦道及肿块，疑有颈椎结核时，应检查有无咽后壁脓肿等。

（二）触诊

1. 压痛点

测定压痛点时，手法应轻柔，由轻到重。顺序为自枕骨粗隆开始，向下逐个按压棘突，中线检查完毕再移向两侧。最高处触得的突起为枢椎（第2颈椎），甲状软骨平面相当于第4颈椎，环状软骨平面相当于第6颈椎，颈下部最隆起的棘突是第7颈椎棘突。落枕时常于斜方肌中点处有压痛，并伴有肌紧张；颈椎病的压痛点与其好发部位一致，多在第5～6或6～7颈椎之棘突两侧；患颈肋综合征及前斜角肌综合征时，压痛点位于锁骨上窝及颈外侧三角区内；患颈部纤维织炎时，压痛点在颈肩部，范围比较广泛。

2. 包块

颈前部包块随吞咽活动而上下移动者，多为甲状腺肿物；颈前中线上的包块，随着舌头的伸缩而升降者可为甲状舌管囊肿；颈侧方的肿块则应注意与颈部淋巴结的病变、寒性脓肿、囊性淋巴管瘤及鳃裂囊肿等疾病的鉴别诊断；先天性斜颈时，患侧可触及弓弦状、坚硬而粗大的条索状物，乃纤维化的胸锁乳突肌。

（三）叩诊

即叩击试验，又称铁砧试验。检查者以左手平放于患者头顶部，沿颈椎纵轴以右手轻轻叩击左手，观察患者反应。若为颈椎病或颈椎间盘突出症，此时可出现上肢的放射痛。

另外，若于颈椎棘突上以叩诊锤叩击，上述疾病也可诱发同样的症状。对疑有颈椎结核或颈椎骨关节损伤的患者，慎用此检查法。

（四）测量

患者将头伸直、面向前、双眼平视、下颌内收作中立位，定为 0°，测量颈椎活动范围。正常范围为前屈 35°～45°，后伸 35°～45°，左右侧屈各 45°，左右旋转各 60°～80°。

（五）特殊试验检查

特殊试验检查主要用于检查颈椎病及胸廓出口综合征等疾病。

1.Jackson 压头试验

患者端坐，头处于中立位或后伸位。检查者双手重叠放于其头顶部，向下加压，若出现颈痛或上肢放射痛即为阳性，多见于颈椎病及颈椎间盘突出症。

2. 颈椎间孔挤压试验

患者取坐位，头向患侧倾斜。检查者以左手置于其头顶部，右手轻叩左手背，使力量下传，上肢若出现放射痛即为阳性，也见于颈椎病及颈椎间盘突出症。

3. 臂丛神经牵拉试验（Eaten 试验）

患者取站或坐位。检查者一手将患者头颈部推向健侧，另一手握患者腕部将患肢外展，两手向相反方向推拉，若患者上肢出现放射痛或麻木感则为阳性，其机制与下肢的直腿抬高试验阳性表现（Lasegue 征阳性）相似，多见于颈椎病及前斜角肌综合征。

4. 引颈试验

患者取端坐位，检查者于患者身后以胸腹部抵住其枕部，以双手托住患者双侧下颌部，逐渐向上牵引颈椎以加大椎间孔。若为神经根型颈椎病患者，此时上肢的麻木、疼痛症状减轻。

5. 颈静脉加压试验（压颈试验，Naffziger 试验）

患者仰卧，检查者以双手按压患者两侧颈静脉处。若为神经根型颈椎病患者，则其上肢的神经根性疼痛加重，此是由脑脊液回流不畅致蛛网膜下隙压力增高所致。此试验也常用于下肢坐骨神经痛患者的检查，颈部加压时若下肢症状加重，则提示其坐骨神经痛症状源于腰椎管内病变。

二、腰背部

检查时，患者应尽量将衣服脱掉，在光线充足的条件下，分别于立、坐、卧三个位置进行检查。

（一）视诊

1. 步态

腰痛患者走路强直、不灵活，转身慢而困难。脊柱结核患者走路轻、怕震动，背部多呈伸展状。腰椎间盘突出症患者脊柱倾斜，重心集中于健侧下肢，显示跛行，等等。

2. 脊柱侧凸

从背侧观察脊柱，正常时于腰背部中央可见一浅沟。自枕骨至第 5 腰椎，各椎体之棘突正在此沟内，相连呈一直线，此直线经臀裂及两足跟之间达地面，并与地面垂直。先天性脊柱发育不全、肌肉麻痹、营养不良等病症患者的脊柱可出现侧向弯曲，其命名通常以侧弯的凸侧为准，若脊柱向右侧凸，即称右侧侧弯。为避免混淆，使诊断更加明确，对于脊柱的侧向弯曲，可按凸出的侧别，直接称为向该侧的"侧凸"，如胸椎右侧侧凸、腰椎左侧侧凸等，而不用"侧弯"的字样。为了维持人体左右的重力平衡，在脊柱原发侧凸的上下方，各出现一个与其方向相反的代偿性侧凸，因而往往使脊柱形成一个"S"形曲线。为了观察脊柱有无侧凸，可自上而下地逐一按压棘突，各按压点因皮肤充血变红，观察各按压点连成的红线有无侧向弯曲。若以彩笔标记各棘突所在位置，连成一线再进行观察会更清晰。若为姿势性侧凸，经悬吊牵引或卧床休息后，侧凸即可消失，而结构性侧凸则无变化。

腰椎间盘突出症发作时，腰部僵硬，常偏向一侧，称为坐骨神经痛性侧凸（又称脊柱倾斜或 Vanjetti 征），此非真性侧凸，而是改变体位、放松对神经根压迫的一种保护性措施。若突出椎间盘位于神经根外侧，腰椎多凸向患侧，若突出椎间盘位于神经根内侧，腰椎多凸向健侧，其目的均在于减少突出的椎间盘对神经根的压力。

3. 脊柱后凸

正常人脊柱有 4 个生理弯曲，即颈椎与腰椎向前凸，胸椎及骶椎向后凸，四个弯曲形成维持人体平衡的重心线。老年人因椎间盘的退变萎缩，胸腰椎后凸曲线增大，形成驼背。椎体结核、压缩骨折及转移性肿瘤可使椎体受到压迫，引起棘突向后隆起而形成局限性后凸畸形（角状驼背）。青年性驼背症时，胸椎中下段多个椎体的楔形改变，使胸椎生理性后凸增加，而颈椎及腰椎的生理性前凸代偿性增大，形成圆背。

4. 平腰

正常的腰椎前凸消失甚至成为后凸时称为平腰。见于腰部损伤、腰椎间盘突出症的患者。

（二）触诊

嘱患者俯卧于检查台上，腹部垫 1 ~ 2 个薄枕，使腰段后凸，肌肉松弛。

首先，触诊查椎旁肌肉有无痉挛、萎缩，是否对称。然后查棘突有无倾斜，若有倾斜并伴有压痛，往往提示棘突骨折或椎体骨折脱位。触摸棘突间隙有无特别明显的凹陷，若有凹陷并伴有压痛常提示棘间韧带的损伤。腰骶部棘突间隙的凹陷常见于脊柱隐性裂及脊柱的前滑脱。其次，利用触诊检查腰背部压痛的部位，对于腰背部疾病的诊断甚为重要。应先请患者以一个手指指出疼痛部位，然后检查者用拇指施压，并逐渐从外周向痛点中心处移动，查出压痛点的确切位置。根据压痛点的位置、用力的大小，并结合患者的胖瘦及肌肉发达程度，可粗略地判断病变的深浅及性质。棘突的压痛见于棘上韧带损伤、棘突滑囊炎、棘突骨折；棘突间压痛可见于棘间韧带损伤；骶棘肌压痛见于腰肌劳损，其外缘的深部压痛见于横突骨折；棘突旁一横指处的压痛若伴有向下肢的放射痛，常为腰椎间盘突出症的重要体征；腰、骶、棘突间压痛则提示腰骶关节劳损、漂浮棘突、钩状棘突及杵状棘突等疾病。最后，触诊与腰椎疾病有关的其他部位，腰椎结核时应触摸两侧腰大肌、髂窝、腰三角、股骨大粗隆、大腿内侧等处有无寒性脓肿；腰椎间盘突出症时，应沿大腿后侧按压，检查坐骨神经走行处有无压痛。

（三）叩诊

可用叩诊锤或手指依次叩击各椎体之棘突，椎体深部病变（如脊柱结核、椎间盘炎等疾病）时，压痛可不明显，但有叩痛。也可轻叩患者头顶部，观察脊柱有无传导痛。肋脊角处的叩痛可见于肾脏疾病或横突骨折。

（四）测量

下肢伸直、躯干直立为中立位，定为0°。测量腰椎的活动范围。

前屈：检查者双手固定患者骨盆，令其向前弯腰，正常可达45°；若去除对骨盆的固定，向前弯腰，正常时双手中指尖可达足面，亦可达到90°，此时腰椎呈弧形。

后伸：检查者双手固定患者骨盆，令其上半身做后仰动作，正常可达30°。

侧屈：令患者整个脊柱向左右两侧移动，正常可达30°。

侧旋：即固定骨盆后，脊柱向左右旋转的度数。测量时，应以旋转后两肩连线与骨盆横径所成角度计量，正常左右各为30°。

（五）特殊试验检查

1. 摇摆试验

患者平卧，双膝、髋关节尽量屈曲，双手抱于膝前。检查者手扶患者双膝，左右回旋，使腰部被动地进行屈曲及摇摆活动，腰部疼痛为阳性，多见于腰骶部病变。

2. 拾物试验

为使患儿配合检查，以观察其腰部前屈动作有无受限，可将一具有吸引力的玩具放在地上，嘱患儿拾起。腰椎正常的儿童可两膝伸直，腰部自然弯曲，俯身将玩具拾起。而脊柱强直的患儿，往往先以一手扶膝、蹲下，腰部挺直地去用手接近玩具，此即为拾物试验阳性，多见于患腰椎结核的儿童，乃因脓肿刺激腰大肌，产生痉挛以致腰椎强直。

3. 直腿抬高试验

患者仰卧，双下肢平伸，分别做直腿抬高动作，正常可抬高 80°~90°。若抬高不足 70°，且伴有下肢后侧的放射痛，则为阳性，见于腰椎间盘突出症，也可见于单纯性坐骨神经痛的患者。这一检查方法是所有其他坐骨神经紧张试验的基础试验。坐骨神经由腰至骶的神经根组成，因此，当第 3~4 腰椎、第 4~5 腰椎、第 5 腰椎至第 1 骶椎间盘突出时，直腿抬高试验可出现阳性体征，而当第 1~2、第 2~3 腰椎间盘突出时，该试验不会出现阳性体征。

4. 健肢抬高试验

当健侧下肢做直腿抬高动作而引起患侧下肢放射痛时，即为阳性，可见于腰椎间盘突出症的"根腋型"（即突出物位于神经根的内前方）患者。其机制是当健肢抬高时，健侧的神经根牵拉硬膜囊向远侧及健侧移动，从而使患侧的神经根也向远侧及中线方向移动。若突出物位于神经根内前方，即可加重受累神经所受的压迫，出现患侧腰痛及下肢放射痛；反之，若为"根肩型"，则不产生患肢放射痛。

5. 股神经牵拉试验

患者俯卧，髋、膝关节完全伸直。检查者将一侧下肢抬起，使髋关节过伸，大腿前方出现放射痛者为阳性，可见于高位腰椎间盘突出症（第 2~3 或第 3~4 腰椎）患者。其机制是上述动作加剧了股神经本身及组成股神经的第 2~4 腰椎神经根的紧张度，加重了对受累神经根的压迫，因而出现上述症状。

三、骨盆

患者脱去长裤，在直立位、俯卧及仰卧 3 种位置下进行检查。

（一）视诊

首先观察骨盆有无左右倾斜。直立位，观察两侧髂前上棘是否在同一水平面上，倾斜可由骨盆环的骨折或脱位、脊柱侧凸、臀肌麻痹等原因引起。

然后观察骨盆有无前后倾斜。摸到同侧髂前上棘及髂后上棘，将两者连一直线，并用黏膏将一竹尺粘于此线上。观察此竹尺与水平线交角的大小，正常为 5°~10°。若角度加大，可为骨盆前倾；若角度减小或呈负角，可为骨盆后倾。

最后观察臀部有无瘢痕、窦道、寒性脓肿，阴囊有无淤斑及肿胀。

（二）触诊

1. 压痛

触诊顺序：骨盆环周围的髂嵴、髂前上棘、耻骨横支、耻骨联合、耻骨降支、坐骨升支、坐骨体、髂后上棘、骶骨及尾骨均可在皮下触及。疑有骨盆环损伤时，应按上述顺序依次触摸，观察有无压痛，压痛最明显处，即为损伤最严重的部位。骶髂关节疾病时，在由腰骶关节及两侧骶髂关节所组成的骨科三角处，可有压痛。

2. 肿块

注意骶部、髂骨、坐骨结节处有无肿块，双侧髂窝有无寒性脓肿。

3. 肛门指诊

轻轻触摸骶骨、耻骨、坐骨有无肿块，骶前有无脓肿，尾骨有无压痛及脱位。指套上若沾有血迹，应考虑合并直肠损伤。

（三）特殊试验检查

1. 骨盆挤压及分离试验

患者仰卧，检查者以双手分别按住两侧髂前上棘处，将骨盆做向中心相对挤压及向外下方挤压的动作，能诱发疼痛者为阳性，提示骨盆环的损伤。

2. "4"字试验

患者仰卧，一侧髋、膝关节屈曲并外旋，将该侧足的外踝置于另一侧伸直位下肢的膝部，两下肢相交呈"4"字形。检查者一手固定骨盆，另一手置于屈曲侧下肢的膝关节内侧，并向下施压。若该侧骶髂关节发生疼痛，则为此试验阳性（Patrick 征阳性），见于骶髂关节劳损、结核、类风湿关节炎及致密性髂骨炎等病症。

3. 床边试验

患者靠近床边仰卧，双手抱健侧膝关节并尽量屈曲膝、髋关节，使大腿贴近腹壁。检查者一手扶住髂嵴固定骨盆，另一手置于患侧大腿前方向地面方向加压，若该侧骶髂关节疼痛，则为该试验阳性（Gaenslen 征阳性）。

4. 伸髋试验

患者俯卧，患肢屈膝 90°，检查者一手压住患侧骶髂关节，另一手上提患侧小腿，若能诱发骶髂关节疼痛，则为该试验阳性（Yeoman 征阳性），提示骶髂关节病变。

四、肩关节

患者脱去上衣，取坐位，在良好的光线下，从前、后、侧三个方向进行检查。

（一）视诊

1. 肩部的姿势

观察肩部有无倾斜，是否对称。先天性畸形及肩关节骨折、脱位时均可致两肩高低不同。

2. 肌肉

观察三角肌、斜方肌、胸大肌、背阔肌等有无萎缩。若有肌萎缩，则患者肩部失去浑圆状态。

3. 肿胀

肩关节因被三角肌遮盖，轻度肿胀不易查出，可从前方观察并行两侧对比。关节若有积脓或积液，则肩关节前内侧的皱襞消失，显示膨隆。

4. 畸形

（1）方肩

正常肩关节的弧形轮廓消失，肩峰凸出，呈"方肩"，见于肩关节脱位或三角肌萎缩。

（2）耸肩

肩胛骨高位，两侧肩关节一高一低、颈短、耸肩，见于先天性高位肩胛及脊柱侧凸。

（3）垂肩

锁骨骨折后，因骨折远端下垂，致该侧肩也下垂。

（4）翼状肩胛

前锯肌麻痹时，肩胛骨下角向后突起，上肢向前平伸时，突起更加明显，状如鸟翼。

（5）肩部凸出畸形

外伤性肩锁关节脱位时，往往合并喙锁韧带的断裂，以致锁骨外端过度向上翘起而成为戴肩章状的凸出畸形。

（二）触诊

1. 压痛点

肩关节周围不同部位的压痛点，对鉴别诊断很有帮助。肱二头肌长头肌腱炎时，压痛点在肱骨结节间沟；冈上肌腱损伤时，压痛点多在肱骨大结节上；肩峰下滑囊炎时，于肩峰的内下方可有触痛。

2. 异常活动

肩锁关节脱位时，按压锁骨外端可有琴键样弹跳感；肱二头肌长头肌腱滑脱，可在结节间沟触及肌腱的弹跳；肩肱关节脱位时，肩峰下可有空虚感，而在腋下或喙突下、锁骨下可触得脱位的肱骨头。

3. 肩三角

正常时，肩峰、肱骨大结节、喙突三个骨性标志构成一个三角形。当肩关节脱位、肱骨颈骨折或大结节骨折时，此解剖关系即发生改变。可进行两侧比较，作为诊断的参考。

（三）测量

1. 关节活动度的测量

肩关节的活动主要对肩肱关节而言，因此，当检查其活动范围时，应一手固定肩胛骨，另一手持前臂进行各向活动的检查。肩关节中立位为上臂下垂，屈肘90°，前臂伸向前方，定为0°。

外展：正常可达 90°。若继续向上抬高，可达 180°，但此活动度为肩胛带的活动度。

内收：正常可达 45°。

前屈：正常可达 90°。

后伸：正常可达 35°。

内外旋转：中立位时，使肱骨向内、外旋转，均可达到 45°；外展位时，内、外旋转的度数可行两侧比较。

2. 上臂长度测量

肩关节脱位时，患侧上臂可长于健侧。肱骨颈骨折时，患侧上臂可短于健侧。

上肢总长度：以带尺测量肩峰至桡骨茎突尖部（或手的中指指尖）的距离，两侧对比。

上臂长度：以带尺测量肩峰至尺骨鹰嘴突之间的距离，两侧对比。

3. 上臂及肩关节周径的测量

上臂周径：于肱二头肌中部，两侧取相对应的部位，以带尺测其周径，两侧对比，观察有无肌萎缩。

肩关节周径：用带尺自肩峰绕过腋窝测量周径，并进行两侧对比。肩关节肿胀、肱骨头脱位时，周径增大。

（四）特殊试验检查

1. 外展试验

轻微外展即感疼痛，可疑为肱骨或锁骨骨折、肩肱关节或肩锁关节脱位。

外展近 90° 时出现疼痛，提示肩袖粘连。

外展 60°~120° 时出现疼痛（痛弧），为冈上肌腱炎的特征。

肩关节各方向活动均受限者，为肩周炎。

肩痛与肩关节活动无关者，可能为胆道、心脏、膈胸膜疾病。

2. 搭肩试验

正常人当肘关节屈曲、手掌平放于对侧肩关节前方时，前臂可自然贴紧胸壁，若不能贴紧胸壁，则为搭肩试验阳性（杜加斯征阳性），提示肩关节脱位。

3. 直尺试验

正常人肩峰位于肱骨外髁与肱骨大结节连线的内侧，因此，若用一直尺置于上臂外侧，先靠近肱骨外上髁部，再使之靠近上臂皮肤，直尺上端则可贴于大结节处。当肩关节脱位时，肱骨头向内移位，直尺上端则不能靠近大结节，反而贴近于肩峰，则为直尺试验阳性（Hamilton 征阳性）。

4. 肱骨长轴延长线的测量

正常人上肢自然下垂时，沿肱骨长轴向上的延长线，于同侧头部外侧的 4~6 cm 处通过。肩关节脱位时，此线则可通过同侧眼球。

5. 肱二头肌抗阻力试验

嘱患者屈肘，前臂置于中立位，然后做抗阻力的旋后动作，若肱骨结节间沟处疼痛则为肱二头肌抗阻力试验阳性（Yergason 征阳性），见于肱二头肌长头肌腱炎。

五、肘关节

（一）视诊

1. 外形

观察双肘是否对称、关节有无强直、肌肉有无萎缩。正常肘关节伸直时有轻度外翻，称携物角，正常值为 5°～15°。检查此角之变化时，嘱患者伸直两侧上肢，手掌向前，左右对比。

2. 畸形

携物角大于 15° 时，为肘外翻，小于 5° 时为肘内翻。肘部骨折、脱位可引起肘关节外形的改变，如髁上骨折时，肘窝上方可见肱骨下端向前移位形成的凸出；桡骨头脱位在肘窝外下方向桡侧凸出；肘关节后脱位时可见鹰嘴向肘后方凸出；肱骨内、外髁骨折时，若移位较大，则可见肘关节横径增大。

3. 肿胀

尺骨鹰嘴及肘后肱三头肌腱两侧及肘窝部饱满、肿胀时，均表示肘关节内有积液或滑膜增殖。注意有无窦道、淤斑及水疱。

（二）触诊

检查肘关节周围皮肤温度、张力，肱动脉搏动能否触及，注意尺神经的粗细及硬度。触摸关节周围有无肿块，若有则应检查其部位、硬度、活动度等，勿忘检查肘浅淋巴结是否肿大。检查桡骨小头时，可令患者屈肘 90°，前臂做旋转活动，检查者以手指置于肱骨外上髁前下方触摸，于手指下可感到有骨性凸起滚动，此即为桡骨小头，其损伤时，局部可有压痛。肱骨外上髁的压痛，可见于肱骨外上髁炎。

（三）测量

1. 关节活动度

检查前臂屈伸时，前臂伸直即为肘关节的中立位，定为 0°。检查前臂旋转运动时，屈肘 90°，拇指向上为中立位，定为 0°。

屈曲：正常可为 135°～150°。

过伸：正常可为 10°。

旋前：手背向上转动，正常可为 80°～90°。

旋后：手背向下转动，正常可为 80°～90°。

2. 前臂长度测量

测量尺骨鹰嘴突至茎突的距离，双侧对比。

3. 前臂及肘关节周径的测量

前臂周径：前臂最大周径在其上 1/3 处。测量周径时，双侧均以肱骨内上髁下方 6 cm 处为准，测量后进行左右对比。

肘关节周径：自鹰嘴经过肱骨内、外上髁至肘前皱襞，以带尺绕行一周，其长度即为肘关节周径大小。测量并进行两侧对比。

（四）特殊试验检查

1. 伸肌腱牵拉试验

肘关节伸直，同时前臂抗阻力地做旋前、屈腕动作（极似"掰手腕"的动作），若肱骨外上髁出现疼痛即为该试验阳性（Mills 征阳性），见于肱骨外上髁炎。

2. 腕伸肌紧张试验

令患者屈腕、屈指，检查者于患者手指背侧施压，再令患者强力伸指伸腕，肱骨外上髁出现疼痛时为该试验阳性，见于肱骨外上髁炎。

3. 肘关节外翻应力试验

肘关节伸直，检查者一手抵于肘关节桡侧，另一手置于腕关节尺侧向桡侧加压，使肘关节被动外翻，若肘部疼痛则为该试验阳性，见于桡骨小头骨折。

六、腕部与手

卷起衣袖至肘上或脱去上衣，坐位检查。

（一）视诊

1. 手的自然休息姿势与手的功能位置

手的自然休息姿势大致呈半握拳状，即腕关节稍背伸（角度约 20°），微向尺侧倾斜（角度约 10°），拇指尖靠近示指关节的桡侧，其余四指均呈半屈曲状，屈曲程度由示指向小指逐渐增大，且各指指尖均指向舟骨结节处。若手部肌腱损伤，这一正常休息姿势即会受到破坏。手的功能位置为腕背伸 30° 并稍向尺偏，拇指于外展对掌屈曲位，其余各指屈曲，大致呈握茶杯的姿势。

2. 肿胀与局限性隆起

腕关节与指关节可因类风湿关节炎或关节结核而使全关节肿胀，腕关节背侧或掌侧的腱鞘囊肿可使局部出现隆起的囊性肿块；伸腕肌腱鞘炎或软组织损伤可使腕背侧呈现肿胀；舟骨骨折可使鼻烟窝处的正常凹陷因肿胀而消失；下尺桡关节半脱位可使尺骨小头向腕背侧隆起，前臂旋前时尤为明显；手指侧副韧带的损伤可使指间关节的侧方肿胀；指骨结核或内生软骨瘤可使手指呈现梭形肿胀；手部腱鞘及筋膜间隙的化脓，可使相应部位出现红肿、疼痛及活动障碍。

3. 肌肉萎缩

注意大、小鱼际及骨间肌有无萎缩。脊髓侧索硬化症、正中神经及尺神经的损伤，均可见手部肌肉萎缩。

4. 畸形

腕与手部的神经、血管、肌腱及骨骼的损伤或先天因素均可造成手部的畸形。例如垂腕畸形（桡神经损伤）、猿手畸形（正中神经损伤）、爪形手畸形（尺神经损伤）、锤状指畸形（手指末节基底部撕脱骨折）、纽扣畸形（手指中央腱条损伤）、鹅颈畸形（手内在肌挛缩所致）、缺血性肌挛缩（肱骨髁上骨折伤及肱动脉或石膏、夹板固定不当所引起）、手腕的餐叉样畸形（Colles 骨折），以及先天性并指、多指畸形，等等。

（二）触诊

①于手腕掌侧横纹稍上方加压时，若手掌的桡侧半出现放射痛，可能为腕骨综合征。

②于隆起的尺骨小头处加压，若感觉有明显的松弛、漂浮感时，可能为下尺桡关节损伤。

③腕部桡背侧肿胀、压痛并伴有捻发音时，常为桡侧伸腕肌腱鞘炎所致。

④桡骨茎突处的压痛，可能为桡骨茎突狭窄性腱鞘炎所致。

⑤尺骨茎突处的压痛，可能由尺侧伸腕肌腱鞘炎或尺骨茎突骨折所引起。

⑥鼻烟窝处的压痛提示可能有舟骨骨折。

⑦腕背侧第 3 掌骨基底部及桡骨远端之间若有压痛，可能为月骨骨折。

⑧掌指关节的掌侧有压痛，并伴手指的伸屈障碍时，可能为指（拇）屈肌腱狭窄性腱鞘炎。

（三）叩诊

嘱患者将手向桡侧倾斜，屈曲掌指关节，然后检查者以叩诊锤叩击第 2、3 掌骨头处，若有舟骨骨折，于鼻烟窝部可感觉疼痛。

若令患者手向尺侧倾斜，叩击第 4 掌骨头部，于月骨部位感觉疼痛时，可疑为月骨损伤。

（四）听诊

患有指（拇）屈肌腱狭窄性腱鞘炎时，患者手指伸屈受限。若强行使患指由屈位伸直，可闻及清脆的弹响声（弹响指、扳机指）。下尺桡关节脱位或三角软骨盘破裂的患者，当腕部转动时，可听到咔嗒声。

（五）测量

1. 腕关节的活动范围

手掌向下，手掌与前臂在同一个平面上为腕关节中立位，定为0°。

背伸：正常可为30°~60°。

掌屈：正常可为50°~60°。

桡侧倾斜：正常可为25°~30°。

尺侧倾斜：正常可为30°~40°。

2. 掌指关节与指间关节的活动范围

手指完全伸直为中立位。

掌指关节：正常伸为0°，屈可为60°~90°。

近侧指间关节：正常伸为0°，屈可为90°。

远侧指间关节：正常伸为0°，屈可为60°~90°。

3. 拇指关节活动范围

拇指贴于示指侧方，并沿示指方向伸直为中立位。

外展：正常可达40°。

内收：正常伸直位可与示指桡侧并拢。

屈曲：掌拇关节正常可为20°~50°，指间关节正常可为90°。

对掌：不易测量度数，应注意拇指横越手掌的程度，并进行双侧对比。

4. 腕关节周径的测量

过桡骨茎突及尺骨茎突的尖端，以带尺绕腕一周测其周径，两侧对比。

（六）特殊试验检查

1. 握拳尺偏试验

嘱患者拇指内收屈向小指并握拳，检查者压患手向尺侧倾斜，若桡骨茎突处感觉剧痛则为试验阳性（Finkelstein征阳性），乃桡骨茎突狭窄性腱鞘炎的特有体征。

2. 拇示指捏夹试验

嘱患者以双手的拇指、示指用力捏住同一硬纸片，进行观察，正常时，拇指的掌指关节及指间关节均呈屈曲状，若出现掌指关节过伸、指间关节屈曲时则为试验阳性（Froment征阳性），见于尺神经损伤所致拇短屈肌麻痹的患者。

3. 直尺试验

将一木尺贴于肱骨内上髁及小指之间，正常时，木尺不能与尺骨茎突相抵，若上述3点可同时与木尺相接触，则为异常，见于Colles骨折所致腕关节正常尺偏消失者。

第三节 X 线检查

自伦琴 1895 年发现 X 线后不久,简单的透视和摄片即开始应用于临床医学实践,时至今日,这两种方法仍为影像学诊断中的基础方法。但仅仅依靠这两种方法去完成全部影像学诊断工作是不可能的。通过反复实践、总结以及现代成像技术的进步,X 线诊断学的检查方法得到了发展与完善,X 线与计算机相结合使 X 线诊断学的领域进一步扩大。在介入放射学领域,通过获取病变的组织学、细菌学、生理和生化资料以进行疾病诊断时,X 线检查作为最常应用的成像技术,发挥了重要作用。

一、常规摄影检查

(一)透视

利用 X 线的荧光作用,将被检部位置于 X 线球管和荧光屏之间直接进行检查称为透视。透视在 X 线诊断中占有重要地位,对于肌骨系统(虽具有良好的天然对比,但也有一定的选择性),如四肢骨的外伤、骨折、脱位等,在透视下即可明确诊断且可在透视下整复。透视时宜轻轻转动患肢仔细观察,以便发现某些细微骨折或隐匿性骨折,对脱位或半脱位者还可透视健侧做比较。对于骨、关节或软组织内异物,在透视下也可确诊,并可在透视下定位做异物摘除。骨折内固定、外固定项目也应在透视下进行,利用透视,可减少盲目性,并可对骨折的对位,钢针或内、外固定器的位置进行直观性矫正,但透视对部位较厚、组织结构重叠较多、结构复杂的部位,如颅骨、脊柱或骨盆的损伤则观察困难。透视前必须做好各项准备工作,才能保证透视的顺利进行,从而提高诊断结果的可靠性。在透视过程中应将被检部位贴近荧光屏或影像增强屏,以免造成影像的放大和失真,适当转动被检部位以求全面观察。透视时间不宜过长,尽量减少照射剂量。

总之,透视的优点在于简便、经济,不仅可提供诊断依据,而且可在透视下治疗。然而透视也有一定的缺点,比如荧光影像不太清楚,细微病变易被忽略(影像增强下透视无此弊端),较厚的部位难以观察,透视不能留下客观记录以供复查时比较、参考等。此外,透视给医生和被检者带来的照射问题,也必须慎重考虑。

(二)摄片

由于 X 线对胶片有感光作用,因此用于摄片,可以检查人体的任何部位。它能显示人体组织的细微结构,以及透视所不能发现的病变,并能长期保留。常规摄片又称平片检查,是与 X 线造影检查相对而言的概念。平片检查通常作为 X 线检查的初步手段,大多数骨及关节疾病可依据平片表现作出定位、定性甚至定量诊断。对骨关节平片检查要求做到下列各点。

第一点：投照前去除体表异物。

第二点：投照位置必须准确、标准，一般要求拍正位及侧位像，必要时加照斜位像、切线位像，结构复杂的部位则要在透视下定位、摄片。

第三点：投照长骨时要包括长骨的一端，投照脊柱各段时要包括上或下相邻的几个椎体，以便诊断时定位。

二、特殊摄影检查

特殊摄影检查是指在常规 X 线摄片的基础上再应用某种特殊装置，使某一器官或组织显示出一般摄影所不能显示之征象。

（一）体层摄影

体层摄影也称断层或分层摄影，是利用一种特殊装置使人体内深部的任何一层组织在 X 线片上显影，而同时使其他各层组织的影像模糊不清，以达到诊断目的。其原理为：摄片时使 X 线球管与储片匣向相反方向平行移动，而移动的轴心在所选定的体层上，结果使得所选定的层面始终投影在 X 线片的同一地方，因此可显示出清晰的图像。其上下各层组织因在胶片上的投影处于移动状态，以致模糊不清，不能显示。

骨关节的体层摄影主要用于以下几方面：

①用来检查被邻近组织影像重叠而掩盖的病变。

②可以发现微小骨破坏，利于早期诊断。

③可较准确地确定骨关节病变的范围。

④可确定病灶的深度。

⑤对骨的炎性或肿瘤性疾病的鉴别诊断很有价值。

另外，不使用体层摄影装置而利用人体本身的功能也可进行的体层摄影称为自体体层摄影。例如，常规颈椎正位片由于下颌骨的遮挡，不容易显示上颈段第 1、2 颈椎的解剖结构。在摄片时嘱患者做咬合动作，在保持颈部不动的情况下，咬合动作的频率要快一些，这样可获得全颈椎的正位像。

（二）放大摄影

X 线放大摄影为直接放大法，是根据焦点、被照体和胶片间的几何学关系，直接获得放大的 X 线片，即增加检查部位和 X 线间的距离，可使投照影像放大。要求放大倍数越大，被照体就越远离胶片，但在实际应用中，放大摄影具有一定的限制，放大倍数越大，其放大的影像清晰度越差，失真度也越高。应用 X 线管的微焦点可提高放大摄影的清晰度。

放大摄影主要用于肢体远端或细微病变方面的检查,利用放大摄影可以查出常规平片检察不能查及的微小病灶,例如代谢性或内分泌性骨病的骨膜下骨吸收,类风湿关节炎早期的软骨下骨侵蚀,细微骨折等。

(三)X线高电压摄影

X线高电压摄影是用高电压(120 kV以上)进行摄片的检查方法。根据投照部位和诊断需要的不同,可选择120 kV、140 kV甚至200 kV的电压。X线高电压摄影的骨骼照片由于对比度降低,密度差别缩小,不利于观察骨的细微结构,但对于某些疾病却有相当重要的价值。如慢性骨髓炎,由于大量反应性骨硬化,可能遮盖了X线平片上死骨的显示,用X线高电压摄影可提高死骨的检出率;再如骨样骨瘤的瘤巢对于诊断是很重要的指征,由于反应性骨硬化可能掩盖了瘤巢的显示,利用X线高电压摄影即可明确诊断。此外,X线高电压摄影在骨病的鉴别诊断方面也能发挥很好的作用。

(四)干板摄影

干板摄影又称硒静电X线摄影,是利用光敏半导体的光电效果及微粉体的静电吸附现象而进行X线检查的方法。它不需要经过一般冲洗照片的显影、定影和水洗的过程。感光板可以多次重复使用。

1. 原理

半导体硒有光敏性,在光(包括可见光和X线)照射时,其电阻(亮阻)非常小;无光照射时,其电阻(暗阻)非常大,为良好的绝缘体。用表面镀有80 μm厚度硒的平铝板作为感光板,首先对感光板行7 kV左右的电晕放电,使硒表面带正电荷。然后将此感光板放入暗盒中避光,硒膜面上的静电荷在一定时间内保持其电位,即所谓"充电"。以X线进行照射时,由于人体各部X线衰减差别不同,故到达感光板上的X线量将有差异,感光板上不同部位的导电性也因受光量的不同而有差别,受光照部位的电荷因硒膜上的导电性增加而减少或消失,而未受光部位则仍保持电荷于一定电位。当硒膜上静电荷的分布不再均匀一致,在不同部位之间产生一定电位差,就会产生静电荷潜影。将带负电的显影微粉体喷撒到感光板面上,则在残留电荷部分将吸附微粉体而成像。再用一张纸盖在感光板上,在纸上面做一次较前次更高电压的电晕放电,于是带有负电荷的显影微粉体转印到纸上,而成为干板照片。

2. 应用

以干板摄影检查骨骼,可得到非常清晰的骨小梁结构像,即使是在骨骼相互重叠的部分,也能清楚显影。软组织在干板照片的显像优于X线平片,软组织中的皮肤、肌肉、脂肪甚至皮下小血管都清晰可见。

干板摄影适于检查与软组织密度相仿的软组织内异物。例如,对确定软组织内的玻璃、木屑、塑料、橡胶、纱布、鸡骨、鱼骨、铅笔芯等异物均优于 X 线平片。干板摄影对乳房病变的诊断能力也优于 X 线平片。对骨旁软组织的诊断能力因病种及病期不同而异。

干板摄影对下列各种情况有应用价值。

（1）了解四肢软组织肿瘤：干板照片常可显示软组织结构层次，常能区分良性及恶性病变，也可用来排除肿瘤。恶性肿瘤较良性肿瘤发生坏死的机会多，易出现钙化。密度不均匀、边缘不清楚的肿块多为恶性肿瘤的征象；而边缘光滑、密度均匀的肿块则为良性病变的表现。

（2）估计肋骨病变的累及范围。

（3）显示重症类风湿关节炎的软组织变化：干板照片可清楚显示跟腱受累情况、膝部囊肿、关节积液等。

干板摄影对下列情况应用价值有限：①早期类风湿关节炎的软组织变化；②骨骼的轻微外伤；③关节造影；④了解脊柱的病变。

（五）立体摄影

一般 X 线平片或透视荧光屏上的影像都是将立体物变成平面上的投影。这些情况与用单眼看物体相类似，虽可判断有无病灶的存在，但却不能反映体内病灶的立体结构，也了解不到病灶相互间的位置关系。当然，投照正、侧位像或做断层摄影，可在某种程度上推测出病灶相互间的位置关系、相互间的距离，但这些方法仍然不能充分反映病灶实际的立体结构。为达此目的，则必须进行立体摄影检查。

1. 摄影方法

在被照射体保持位置不变的情况下，在较短时间内对同一部位拍摄两张照片。拍摄第二张照片时，放置胶片的位置不变，X 线管球向左右方向或上下方向移动一定距离再摄片。X 线管球移动的距离，大约按焦点与胶片间距的 1/10 来计算即可。例如，焦点与胶片距离 1 m，则拍第二张照片时，X 线管球移动 10 cm。将摄得的两张照片分别放在立体像看片灯箱上，利用反射镜，使左右眼都只能看到一张照片，通过物理学方法观察到立体图像。

2. 应用

通过立体摄影可了解到体内各部位的立体位置关系，可推测各病灶间的相互立体关系，但它并不能以具体的数字（例如几厘米）来说明这种关系。在骨关节系统中，立体摄影可应用于骨折、脱臼、易漏诊的裂伤或异物等的 X 线诊断上，尤其对头颅及蝶鞍部检查有优越性。以立体摄影检查乳腺肿瘤，可更好地确认肿瘤位置。此检查法应用于淋巴造影，可识别出各个不同深度淋巴结的立体像，有利于疾病的诊断和鉴别诊断。

（六）软组织摄影

人体各部软组织之间自然对比度甚小，许多软组织病变在一般平片上难以显示，因此检查软组织病变必须借助于软组织摄影。根据 X 线管靶质的不同，大致可分为以下两类。

1. 普通 X 线机摄影

所用 X 线管为钨靶，射线波长短，摄影效果较差，曝光条件必须采用低电压和低电量。曝光时间应尽可能缩短，以减少照射及避免被检部位的移动，以不用增感纸为佳。

2. 软线 X 线机摄影

采用钼靶、铜靶的 X 线机进行软组织摄影，其分辨率高，显像效果好，优于钨靶 X 线机，主要用于诊断乳腺疾病。对软组织内透光异物如玻璃、塑料、木屑之类的检查，具有极高的诊断价值。

三、造影检查

为了弥补人体某些脏器或组织因缺乏天然对比度在诊断方面的不足，借助人为的方法将某些造影剂注入所需检查的器官或其周围，得以显示出欲检查部位的轮廓、内腔以及与周围组织的关系的检查方法，称为造影检查。

（一）造影剂种类

目前使用的造影剂很多，总的说来可分为两大类：一类是相对原子量高及密度大的物质（如钡和碘），称为阳性造影剂；另一类为相对原子量低、密度小的物质（各种气体），称为阴性造影剂。

1. 阳性造影剂

（1）碘制剂

用碘制成的造影剂可分为无机碘化物、有机碘化物和碘的油脂 3 种：①无机碘化物，常用的为碘化钠，一般制剂为 12.5% 的碘化钠溶液。因对组织的刺激性大，应用范围较小，只限于逆行肾盂造影、膀胱造影、尿道造影以及脓腔或瘘管造影等。②有机碘化物，常用的有泛影葡胺和泛影酸钠等，用于肾盂、胆系、血管等造影。近年来又研制出以阿米培克为代表的非离子型水溶性造影剂，其进入蛛网膜下隙不致引起抽搐和昏迷，所以可用于椎管造影；但阿米培克仅限于腰段脊髓造影用。伊索显可用于全椎管造影，不仅毒副作用少，而且诊断准确性高。③碘的油脂，常用碘化油或碘苯脂，用于支气管造影、子宫输卵管造影或脓腔、窦道造影等。

（2）钡剂

医用钡剂是纯净的硫酸镁粉末，应用后不被人体吸收，主要用于消化道或支气管造影。

2. 阴性造影剂

常用的气体有空气、氧气和二氧化碳。空气取之方便，应用最广，空气进入人体后较其他两种气体吸收慢，便于追踪观察，但易出现反应，特别是空气溶解度小，一旦进入血液循环后，则有引起气体栓塞的危险。二氧化碳溶解度大，无形成气体栓塞的危险，但吸收太快，检查必须较快完成。氧气的溶解度介于两者之间。气体主要用于关节造影、盆腔造影和腹膜后充气造影等。

（二）造影检查的分类

根据造影剂进入人体的途径，造影检查可分为直接引入法和生理排泄法。

1. 直接引入法

将造影剂通过人体自然孔道、瘘管或体表穿刺直接导入受检部位而达诊断目的的检查称为直接引入法，如关节造影、脊髓造影、血管造影、肝穿刺造影、瘘管造影等。

2. 生理排泄法

将造影剂经口服或静脉注射后，经某一器官选择性的生理排泄作用，使造影剂短暂停留于该器官通道内，达到诊断目的的检查称为生理排泄法。常用为静脉尿路造影、胆系造影等。

（三）关节造影

关节造影是将造影剂注入关节腔内，用以显示 X 线平片不能显示的关节软骨、骺软骨、韧带、关节盘、关节囊、滑膜皱襞等解剖结构和病理变化。常用造影剂为空气和碘制剂，两者并用为双重造影。关节造影主要应用于颞颌关节、肩关节、肘关节、腕关节、髋关节、膝关节及踝关节等的检查，以膝关节最为常用。

1. 颞颌关节造影

颞颌关节软骨板的病变可造成髁突运动受限以及位置异常，但于一般 X 线平片上难以显示出软骨板的改变，故需借助关节造影来确诊。

（1）适应证

颞颌关节的退行性关节病；屡发性脱臼；特发性喙突、髁突或关节结节肥大；原发性或邻近组织肿瘤侵袭等。

（2）禁忌证

碘过敏；颞颌关节或邻近组织的感染性疾病等。

（3）操作方法

首先做下关节腔造影，患者采取半开口位，检查者用 1% ~ 2% 普鲁卡因做颞颌部局麻。于患侧耳垂前方向髁突后上方斜刺，穿刺成功后注入 35% 有机碘造影剂 0.5 ~ 1 ml 或患者感觉颞颌关节胀痛为止，注射完毕拔针，患者闭口，然后拍摄开口位及闭口位照片各一张。当照片满意显示出下关节腔影像，待 25 分钟后造影剂完全被吸收，可进行上关节腔造影，穿刺点不变，穿刺方向为向上、内，且滑过髁突而达颞颌关节窝。注入造影剂 1.5 ml 左右或至患者有胀痛感为止，而后拍摄开口位和闭口位的照片各一张。

（4）正常造影表现

闭口位下关节腔造影影像的髁突完全被造影剂包绕，前、上、后缘都很清楚，但下缘密度较淡，关节腔后部密度最大。下关节腔显像如等腰三角形，其顶部借关节盘的带状透亮区像与关节窝相隔。顶角的两边仍为关节盘影像。下面及前后面则为关节囊的内侧壁。下关节腔开口位片显示髁突向前下方滑动，关节腔形态变化较小，关节腔后部的造影剂比较多地集中于髁突的后方。

闭口位上关节腔的造影影像相比下关节腔造影影像大一些，上关节腔充盈，如带有宽尾的"S"形，沿关节窝内壁由后向前，到达关节结节的前下方。此影像的上缘为关节窝面，下缘为关节盘的上面，前后缘为关节囊的内侧壁，其边界均平滑、清楚。开口位上关节腔的造影影像形如横置逗点状，髁突向前下移动，关节窝内充满造影剂。造影剂与髁突间的透亮带为关节盘，因造影剂被关节盘隔于上关节腔内，故可清楚地显示髁突的轮廓。

（5）异常造影表现

①颞颌关节的退行性关节病，多继发于陈旧性或屡发性创伤，造影片显示关节面骨皮质侵蚀，关节面下骨质硬化，骨刺形成以及颞颌关节某些部位增生肥大。关节腔狭窄、变小，甚至闭锁、强直，根据开口位及闭口位的平片及造影片，可以估计运动受限及其程度。②屡发性脱位，造影片可显示关节囊受牵拉而变形，关节软骨盘因损伤而萎缩。③特发性肥大，常表现为喙突肥大，或合并着髁突及关节结节的肥大，X线平片及造影片可显示骨骼肥大或软骨增厚。④肿瘤性疾病，颞颌关节原发性肿瘤很少，大多为邻近组织发生的肿瘤（例如颌部癌、外耳道癌）扩展并侵袭了颞颌关节，导致关节结构破坏。

2. 肩关节造影

肩关节是人体最大的悬垂关节，由肱骨头、肩胛骨的关节盂及关节囊所构成，肩关节的关节囊松弛，活动范围大，故肩关节的损伤及退变的发病率很高。肩关节造影主要应用于肩袖部肌腱损伤、关节囊破裂、肩周炎及肩关节习惯性脱位所致的软组织损伤的检查。

（1）适应证

肩周炎；肩关节习惯性脱位；肩部软组织损伤。

（2）禁忌证

碘过敏史；肩部感染性疾病。

（3）操作方法

按穿刺部位不同可分为前方穿刺和后方穿刺。①前方穿刺，为常用方法，患者仰卧，臂放身旁，掌心向上。在局麻下在喙突尖端内下约3 cm处，用细腰穿针垂直刺入，针尖触到肱骨头或关节盂时则需将针稍向外拔出，再将针尖沿肱骨头或盂缘滑入关节间隙内。②后方穿刺，常用于肩周炎，因肩周炎患者前方穿刺不易成功。患者俯卧，臂亦放于身旁，取内旋位。局麻下，在肩峰内下方凹陷处用细腰椎穿刺针穿刺，使针直达关节腔上方。

穿刺后在透视下试注少许造影剂，如造影剂流向腋隐窝或肩胛下滑囊，则表示穿刺成功；如造影剂出现在穿刺针周围，说明针尖不在关节囊内，应调整穿刺针位置。常用30%有机碘造影剂15~20 ml；肩周炎患者的关节容积变小，注入6~8 ml即可。注药后用纱布压迫穿刺部位时，避免造影剂外溢。而后立即拍摄肩关节内旋30°、外旋30°前后位及腋位X线片各一张。

（4）正常造影表现

在外旋前后位X线片上，关节囊呈半圆形充盈，其内缘突出而光滑，附着在肩盂周围。肱二头肌肌腱附着处，关节囊的上内缘向内侧呈锐角突出，关节囊的外下缘附着在肱骨头关节软骨缘上，轮廓光滑。在常规前后位片上，关节囊的外下缘前后两部分并不在同一平面，前方附着缘靠内，而后方附着缘靠外。在外旋30°时，关节囊的外下缘前后才能重叠在一个平面上。肱二头肌长头肌腱的腱鞘充盈后，在外旋前后位片上，显示为一弯曲的管状影，中央的低密度带为肱二头肌腱，两侧轨道样高密度线状影为腱鞘内的造影剂，起点在肩盂的上方，止点一般位于肱骨外科颈平面，其下端的造影剂常聚集成一点，如泪滴状。

内旋前后位片，关节囊近似圆形或卵圆形，关节囊后方的外下缘转向外侧，几乎与肱骨上端外缘重叠，肱二头肌腱则转向内侧。

肩关节腋位片显示结节间沟最清楚，该处为肱二头肌腱经过之处，因此适于观察肱二头肌腱脱位或半脱位。腋隐窝为关节囊最松弛的部分，位于关节囊的内下方，即肱骨头与肩盂之间，一般呈袋状。

造影剂进入肱骨头与肩盂之间时，可见一条高密度带状影，为关节的真正腔隙，此高密度带与肩盂之间有一低密度区，为盂缘；另外，高密度带与肱骨之间另一低密度区为肱骨头的关节软骨。

肩胛下滑囊常与关节腔相通，显影时，在外旋前后位片上呈袋状突出影，居关节囊内侧，喙突的下方，其形状与大小均不恒定，可为三角形、长方形、类圆形或钩形等。

（5）异常造影表现

①肩袖破裂。此种破裂可发生在肩袖的各个部位，包括冈上肌、冈下肌或肩胛下肌等，以冈上肌部分破裂为最常见。肩袖破裂通常可分为完全破裂和部分破裂两种。当冈上肌的肩袖完全破裂时，关节腔即可与肩峰下黏液囊相通，因此滑囊可以充盈，即在肱骨大结节的外上方可见一袋状高密度影，而正常时此滑囊不显影。肩袖部分破裂时，关节腔不与滑囊相通，故滑囊不显影，但造影剂可外溢进入肩袖筋膜内，可在肱骨大结节上方见不规则条状高密度影。

②关节囊破裂。除上述肩袖破裂征象外，在关节囊的外下缘及腋隐窝也出现破裂现象，此时关节囊外下缘模糊不清，造影剂外溢，为片状不规则高密度影。

③肩周炎。患者多年长，肩关节活动受限并有疼痛症状。闭塞性滑囊炎、肱二头肌长

头肌腱炎以及粘连性关节炎都可导致肩周炎。由于关节囊紧缩，其容量变小，造影时见关节囊小，下缘呈锯齿状，肩胛下隐窝及腋隐窝变小或消失。肱二头肌腱鞘和肩胛下滑囊可不显影，这些改变可单独存在或同时出现。

④习惯性肩关节脱位。几乎均为前脱位，多因关节囊松弛，关节腔容量增加，在肩胛下隐窝及腋隐窝形成一个向前突的囊。此外，还常合并有关节囊破裂，造影时往往可见造影剂由腋隐窝外溢。

3. 肘关节造影

可显示 X 线平片上难以显示的关节内结构，对研究和确定某些肘关节疾病的性质具有一定的价值，尤其是小儿肘关节损伤，在 X 线平片很难确定有无关节内骨折时，急性期即可行造影检查，对治疗有指导性意义。另外，肘关节造影还可用于关节内游离体、剥脱性骨软骨炎和肘部韧带及关节囊损伤的检查。

（1）适应证

疑有关节内骨折但 X 线平片不能确诊；韧带、关节囊的损伤；小儿骺软骨损伤；关节内游离体等。

（2）禁忌证

碘过敏；关节感染性疾病。

（3）操作方法

患者取坐位或卧位，将患肘屈曲，局麻下用 9 号穿刺针，由肘关节外侧，经肱骨和桡骨小头间的部位穿入关节内。抽出关节内积液，急性肘关节损伤造影时应将关节内积血尽量抽出，而后注入 30% 有机碘造影剂 3～5 ml，拔针后患肘稍做屈伸运动，使造影剂分布均匀。拍摄肘关节前后位、侧位片，必要时加拍斜位片。

（4）正常造影表现

造影片可清晰地显示关节内结构，如关节软骨、骺软骨的形态、厚度，以及韧带和关节窝等。肘关节的关节囊包围着肘关节的 3 个关节面，而且形成 3 个关节隐窝，即前面的喙突隐窝、后面的鹰嘴隐窝和桡骨颈周围的环状隐窝。诸隐窝边缘光滑，但也有例外，即于屈曲位时，喙突隐窝的前缘常显皱褶，与内侧副韧带相邻的边缘则是不规则的。儿童的关节软骨及骺软骨的厚度极大，于骺软骨内可见二次骨化中心。

（5）异常造影表现

①关节内轻型骨折，X 线平片有时不能显现，造影时可见造影剂沿着骨折线进入断裂处，呈线样高密度影，有时可发现骺软骨损伤及其损伤的程度；当骨折累及关节囊时，造影剂在关节周围的软组织内扩散。

②陈旧性肘部损伤造影可显示关节囊挛缩，正常时的关节隐窝变小，甚至消失，出现病理性隐窝。

③在桡骨小头二次骨化中心出现前，诊断上尺桡关节脱位比较困难，造影时可见环状隐窝变浅且不规则。

④关节内游离体造影时可显示关节面下方皮质缺损及受累部关节软骨变薄和碎裂，于关节腔内出现骨性或软骨性碎块。

4. 腕关节造影

腕关节损伤在临床上相当多见，但往往 X 线平片检查阴性而患者症状持续存在，腕关节造影可提供有价值的诊断依据。

（1）适应证

腕关节外伤后，X 线平片检查阴性，经长期保守治疗不愈，疑有关节盘损伤；原因不明的腕关节疼痛或功能障碍等。

（2）禁忌证

关节感染、碘过敏史和急性损伤后软组织显著肿胀。

（3）操作方法

局麻后，先将腕关节掌屈 20°～30°，便于刺入关节间隙内。用吸有 30% 有机碘造影剂 1.5 ml 及等量 1% 普鲁卡因的注射器连接皮试用细针，经背侧月骨与桡骨间隙刺入腕关节内。可先试注造影剂，如无阻力则表示穿刺成功，或在 X 线监视下穿刺、注药。一般情况下注入量为 1.5～2.0 ml，如造影剂进入腕中关节或关节盘破裂时，注入量可达 4.0 ml。注药后立即拍摄前后位、侧位及斜位片。

（4）正常造影表现

正位片上，沿近列腕骨的近侧关节面显示为弧形高密度带状影，中央细，约 1 mm，两端略粗，尺侧端呈"Y"形终末。此"Y"形的两臂间的密度减低区，乃尺侧副韧带陷入所致，一般陷入 2～3 mm。在尺侧端有时可见到呈球形充盈的尺侧隐窝。桡腕关节的桡侧端多呈泪滴状。位于桡腕关节尺侧端的局限性密度减低区即为三角软骨所在部位，可呈梭形或呈三角形，最厚处有 5～8 mm，基底部在尺侧。侧位和斜位片还可见另外两个隐窝，位于桡掌侧者称为桡骨隐窝，另一个位于尺骨茎突附近，称为茎突前隐窝。

（5）异常造影表现

单纯性三角软骨破裂，腕关节造影可显示直接征象或间接征象。直接征象为造影剂直接进入三角软骨的裂隙或缺损的部位，一般可出现断尖、裂隙和缺损 3 种征象。间接征象为造影剂通过损伤的裂隙进入下桡尺关节，从而显示出三角软骨的全貌。除三角软骨破裂外，老年人因三角软骨退变伴中央穿孔者也可出现上述间接征象，相反，有的三角软骨破裂伴有粘连，造影剂不能通过破裂口而进入下尺桡关节。因此，仅依靠间接征象诊断三角软骨破裂并非十分可靠。另外，桡侧或尺侧副韧带也可发生撕裂，有时可与三角软骨破裂并发，在造影片上可见造影剂由关节囊外溢进入周围软组织中，出现不规则条索状高度密影，其长轴与尺、桡骨干平行。

5. 髋关节造影

主要用于先天性髋脱位的检查，尤其对早期、轻度的髋脱位，X线平片可能无异常发现，而通过造影检查则可早期明确诊断，并了解脱位类型、关节囊及关节软骨的情况。

（1）适用范围

疑有先天性髋脱位；了解髂腰肌与关节囊的关系；了解股骨头骨骺大小及形态；诊断关节内游离体；了解关节内韧带及髋臼的改变。

（2）禁忌证

感染性关节疾病；急性髋关节损伤合并出血；碘过敏。

（3）操作方法

小儿患者应在全身麻醉（简称全麻）下进行，成人可局麻。用细腰穿针在腹股沟韧带下方，股动脉外侧 1.5 ~ 2 cm 处垂直进针，当遇到股骨颈抵抗时，必须将针再向深刺，以便确实穿过关节囊进入关节内；或者在透视定位下穿刺，准确性更高。穿刺成功后，试抽无回血再注入造影剂。一般用 20% ~ 35% 有机碘造影剂 2 ~ 5 ml 或在透视监视下根据关节大小、充盈情况决定注射量，注药后，稍活动关节使造影剂分布均匀。

（4）正常造影表现

造影片上显示股骨头为圆球形，在股骨头、颈周围可见到关节上隐窝、关节下隐窝、头隐窝及髋臼隐窝等。髋臼缘可盖住股骨头的外上部分，无增厚或内折现象，亦无股骨头圆韧带肥大等征象。只有当关节上隐窝充盈时，才可以衡量髋臼游离缘的髋臼软骨包围股骨头的情况（正常者可包围 2/3）。髋臼软骨缘可借助软骨缘外侧及关节内的造影剂勾画出轮廓，正常时，髋臼缘之顶可达到通过两侧"Y"形骺线间的水平连线。

（5）异常造影表现

先天性髋脱位的造影表现是以髋臼软骨顶的穹隆部远离"Y"形骺线为特征。由于软骨性关节窝的软弱以及受到股骨头向上方的压力而变形，常常使关节的下内部分出现凹陷，关节下隐窝增大或者关节间隙明显增宽。由于股骨头向外上方脱位，使关节囊受到长时间的牵拉，囊腔的一部分包绕着股骨头及颈部，另一部分附着于髋臼，两者之间相连的部分皱缩，形成所谓"葫芦"状变形，此种严重的关节囊狭窄、变形，很难通过闭合而复位。

6. 膝关节造影

可用于检查膝关节附属结构的损伤，如半月板破裂、十字韧带断裂以及先天性半月板疾病等情况。

（1）适应证

半月板损伤；十字韧带损伤；先天性半月板疾病；原因不明的膝关节疼痛或功能障碍（关节紊乱症）。

（2）禁忌证

关节内损伤合并骨折或疑有血管损伤；感染性关节炎；碘过敏（但碘过敏可用单纯空气造影）。

（3）操作方法

①穿刺，局麻下在髌骨下缘外侧向内下方向斜刺，穿入关节，试抽无回血即可注入造影剂。②造影，空气造影可注入滤过空气 50～80 ml，注射速度不宜太快或至患者感觉胀痛为止。碘剂造影用 30% 有机碘造影剂 8～12 ml 直接注入关节内；双重造影一般使用有机碘造影剂 3～5 ml、空气 20～40 ml 即可。注药后，随即拔针，用棉球压迫穿刺点片刻，而后做膝关节屈伸、旋转运动数次，使造影剂分布均匀。使用关节分离器，将被检关节间隙分开，分别拍摄内、外侧半月板之中立位、内旋 30°、外旋 30° 及侧位像各一张，如检查十字韧带，可摄髁间位。

（4）正常造影表现

①正常半月板为扁三角形，基底部较厚，为 3～5 mm，附着于关节囊和副韧带，尖端游离，指向胫骨髁间嵴，半月板边缘光滑、整齐，密度均匀。内侧半月板在切线位上较外侧半月板略短，一般内侧半月板不超过胫骨平台负重面的 1/2，外侧半月板不超过胫骨平台负重面的 2/3。腘肌腱于外侧半月板基底向内下斜行，形成一线状密度减低区，易误为半月板撕裂。双重造影时，半月板表面及关节软骨表面有造影剂涂布，空气位于其间，则半月板的轮廓更为清楚。

②关节软骨在骨质表面呈一薄层阴影，其密度较空气略高，厚度为 2～3 mm，与胫骨或股骨髁平行，儿童的关节软骨较成人厚，与骨骺融为一体。

③十字韧带在正位片上显示为倒置 "V" 字形密度增高影。

④髌上囊、髌下囊、髌后囊显示为充气的囊腔。

（5）异常造影表现

①半月板损伤，有纵行、横行及水平撕裂，当半月板撕裂后，气体或水溶性碘造影剂进入裂隙内，显示出各种不同形态的高密度或低密度影。可能见到半月板上缘、下缘或中央出现线状裂隙，或者形成锐利的阶梯状错位，或半月板的一部分向内移位，或者其尖端变钝而丧失半月板的正常形状。内侧半月板基底部或关节囊附着部之间出现纵行裂隙，可认为是边缘撕裂，而外侧半月板（尤其在内翻位）因与腘肌腱滑囊所显示的整齐的条状阴影重叠，故不应把此阴影误以为撕裂。但如果阴影过宽或边缘不整齐，特别是这些征象见于外翻位片时，则应考虑为撕裂。

②先天性半月板异常，盘状半月板为一常见的先天异常，它包括了真正的盘状半月板和比正常者稍厚的半月板。盘状半月板虽也有一些临床症状及体征，但手术前的确诊主要依靠 X 线检查。盘状半月板多见于外侧，其长度增加，一般尖端达胫骨髁间棘，而且尖端

增厚呈"舌状"改变，双重造影显示尤为清楚。

③半月板囊肿，较少见，病因不明，囊肿多发生于半月板基底部，呈圆形或卵圆形，其密度略低于半月板，边缘清晰、锐利。半月板囊肿外侧较内侧常见。

④韧带损伤，多发生于前十字韧带，如有断裂，则失去其正常的倒置"V"字形影，而显示如同一束燃烧不全的"残香"状阴影。

⑤关节内游离体，适合用充气造影，可将关节腔内骨化或未骨化的结节显示清楚。

⑥膝关节紊乱症，膝关节造影后行 CT 检查可明确诊断。

7. 踝关节造影

主要用于检查踝关节韧带损伤，踝关节在结构上虽较稳固，但站立时负重很大。关节囊前后部都很松弛，具有一些明显的皱褶，以适应前屈和后弓运动，关节囊的内外侧较紧，且被一些强劲的韧带加强，外侧有距腓前韧带、跟腓韧带和距腓后韧带，内侧只有三角韧带。诸韧带损伤只能借助造影诊断。

（1）适应证

韧带损伤；疑有关节内骨折；不明原因的踝关节功能障碍。

（2）禁忌证

碘过敏及感染性关节炎。

（3）操作方法

局麻下，用细腰穿针由踝关节前内侧刺入关节内，透视监视下注入 30% 有机碘造影剂 6～10 ml，缓慢注入，造影剂应迅速在关节内散开，如造影剂聚于针尖周围，表示穿刺针未进入关节内，应重新调整位置。注入造影剂后，让患者做强力屈伸运动，使造影剂在关节内扩散，以便观察关节囊和韧带的损伤。随后拍摄踝关节前后位、侧位和斜位片。

（4）正常造影表现

踝关节腔呈完全闭锁状态，似钳状位于滑车之上。关节囊的前后部松弛，两侧紧张。滑膜层除被覆于关节囊内面之外，尚可伸入胫腓两骨之间，在相当于胫腓骨间韧带结合处形成隐窝，可深达 1 cm。侧位片还可显示前隐窝及后隐窝，其大小、形态均不恒定。有时可见部分造影剂进入拇长屈肌腱鞘内，有少数情况踝关节造影时，造影剂可充盈跟距关节后部。除此之外，任何关节囊外的显像都应视为病理现象。

（5）异常造影表现

①距腓前韧带损伤时，造影剂外溢于外踝前方及外侧面，有时造影剂也可溢向内侧，故应前后位观察，造影剂与胫腓骨间韧带接合处相重，但在侧位像上，外溢的造影剂和距腓前韧带之间存在着明确的间隙。因此，可避免将此韧带的损伤，误诊为胫腓骨间韧带结合处。

②跟腓韧带损伤时，如伤及腓侧肌腱鞘内面，即可使该腱鞘与关节相通，使造影剂溢

入腱鞘内，因而可借此征象诊断跟腓韧带撕裂。

③三角韧带损伤时，其断裂常为不完全性，而好发于后部，造影片见造影剂外溢于内踝附近。当三角韧带完全撕裂时，则有大量造影剂外溢。

踝关节损伤的造影检查必须在伤后尽快完成。如果在伤后一周或更长时间才做造影，会因关节囊或韧带撕裂，被机化血块封闭或因粘连而出现假阴性结果，不利于诊断与治疗。

（四）脊髓造影

脊髓造影又称为椎管造影，是将造影剂注入蛛网膜下隙借以显示脊髓、马尾神经、神经根鞘袖等解剖结构以及检查椎管内占位性病变的一种方法，准确的概念应称之为蛛网膜下隙造影。此方法较为简便、安全，能够在脊柱骨质未改变之前发现椎管内病变，并能予以准确定位，显示病变范围、大小、形态、单发或多发，甚至有时可确定病变性质。

1. 造影剂

目前脊髓造影主要使用非离子型水溶性碘造影剂，而气体和油脂性造影剂已经很少使用。

（1）碘苯酯

碘苯酯是一种含 30.5% 有机碘的油脂酸，特点为对比度高、黏稠度高，可检查整个椎管，但流动缓慢。油性碘造影剂不能与脑脊液混合，故细微结构显示不清。另外，可造成蛛网膜炎、蛛网膜粘连和脂肪肉芽肿。

（2）水溶性碘造影剂

水溶性碘造影剂能与脑脊液充分混合，因此能清晰地显示出脊髓、马尾神经、神经根鞘和神经根等细微结构。水溶性碘造影剂吸收迅速，迄今尚无造成蛛网膜粘连的报道。水溶性碘造影剂用于脊髓造影始于 20 世纪 30 年代初，当时的造影剂为离子型，因毒副作用大而被迫放弃。20 世纪 70 年代脊髓造影经历了一次巨大变化，其标志是非离子型水溶性碘造影剂研制成功，代表性的造影剂为阿米培克，几乎具备了理想造影剂的所有特点，由于仍存在一些毒副作用，仅适合做腰段造影。随后相继问世第二代非离子型造影剂欧乃派克和第三代产品伊索显，为脊髓造影的研究奠定了良好的基础。

2. 适应证

①椎管内各种占位性、阻塞性病变，包括椎管内肿瘤、炎症及蛛网膜炎等；②突入椎管内的病变如椎间盘突出、骨折碎块、脓肿等；③椎管狭窄性病变如椎板增厚、黄韧带肥厚、后纵韧带骨化等；④先天性病变如脑脊膜膨出、脊髓紧束症等。

3. 禁忌证

①油脂性碘造影剂：碘过敏；急性蛛网膜下隙出血。

②水溶性碘造影剂：无绝对禁忌，碘过敏为相对禁忌。

4．并发症

①油脂性碘造影剂：主要为碘剂刺激所致，早期可出现头痛、恶心、呕吐、发热及原有神经症状加重，晚期后遗蛛网膜炎、神经根炎和脂肪肉芽肿等。

②水溶性碘造影剂：在造影后数小时内发生，轻者头痛、恶心、呕吐，重者可出现癫痫，迄今尚无发生蛛网膜炎的报道。

5．造影方法

（1）穿刺技术

①腰椎穿刺：患者侧卧，头侧抬高 10°～15°，穿刺成功后放 2～6 ml 脑脊液，防止因注入造影剂而增高蛛网膜下隙压力，加速脑脊液循环，促使造影剂弥散。造影剂宜缓慢注入，若一次应用 10 ml 则应于 2～3 分钟注入，快速射入会使造影剂稀释。②颈 1/2 侧方穿刺：经腰穿行颈段造影时往往因造影剂被脑脊液稀释而显影不良，或因梗阻不能使造影剂进入颈段，为此采用颈 1/2 侧方穿刺，对椎管完全梗阻者可观察病变上界或发现多发性病变。患者取侧卧位、仰卧位或俯卧位均可，头部保持正位，颈伸直，穿刺点选在乳突下 1 cm，再向后 1 cm。在透视监视下用细针（7 号针）垂直于颈部穿刺，针尖刺向棘突椎板线前 2～5 mm 处，当针尖穿过寰枢后膜及硬脊膜时有明显的落空感。一般成人进针深度为 4.5～6 cm 即可达蛛网膜下隙，若达此深度仍无脑脊液流出，便要小心缓慢进针，每前进 1～2 mm 就要拔出针芯看一下有无脑脊液流出。穿刺成功后针尖固定于适当的位置，一定要在透视监视下注入造影剂，观察其分布情况，若造影剂聚集于针尖周围，应立即停止注入，因有可能为脊髓内注射，将会造成不同程度的脊髓损伤。若造影剂流动则证明在蛛网膜下隙内，随即可将其余部分徐徐注入。

（2）造影剂用量

腰段检查可用 190 mg/ml，10 ml；胸段可用 240 mg/ml，12～15 ml；颈段应用 300 mg/ml，10～15 ml；若做全椎管造影则应用 300 mg/ml，15 ml。

（3）检查方法

水溶性碘造影剂比重大于脑脊液，利用重力使造影剂到达欲检测部位，然后根据需要拍摄各部位的正、侧位照片。做各段检查时应充分利用脊柱的生理曲度，使造影剂聚集。为避免造影剂被稀释，应缓慢倾斜床面，尽量减少患者的翻转移动。如腰穿行颈段造影时，注入造影剂后患者取俯卧位，下颏用塑料枕或棉垫垫高，增加颈椎前凸，使造影剂易于停留，然后在透视监视下，降低床头，使造影剂流至欲检测部位，拍摄正、侧、斜位片；又如胸段造影，注入造影剂后患者取仰卧位，在透视监视下降低床头，使造影剂到达欲检测部位，根据需要摄片；腰骶段造影时，除头侧抬高 10°～15°外，在转换体位时需再抬高一些，以防止因椎管生理前凸的影响使造影剂流向下胸段。

6. 正常造影表现

注入蛛网膜下隙的造影剂集中于腰段内，造影剂充盈良好的蛛网膜下隙呈柱状，故称"碘柱"。在脊髓造影时可将硬脊膜与蛛网膜看作一个结构，称为硬膜囊，因此"碘柱"也代表了硬膜囊的形态。

在正位像上，颈、胸段"碘柱"的中央是脊髓形成的低密度区，两侧对称的致密带代表蛛网膜下隙的侧方间隙。此间隙在下颈段和上胸段较宽，向下变窄，至中胸段最窄，下胸段再度增宽。脊髓止于第 1、2 腰椎水平，在脊髓造影时可看到脊髓圆锥的形态、止点，故第 2 腰椎以下的蛛网膜下隙呈均一密度，隐约可见排列松散的马尾神经及神经根。蛛网膜下隙随神经根伸向鞘膜管的部分呈小三角形突起，两侧对称，位于椎弓根下方，称之为神经根鞘袖，其内可见细条状透明的神经根影。侧位像上，造影剂充盈的区域也呈"柱"状，前缘光滑，与椎间盘相邻的部位有轻微的凹陷，后缘因毗邻椎管的结构不像椎体那样平整，故不如前缘光滑。

7. 异常造影表现

（1）椎间盘突出的造影表现：①单侧性压迹，常见于髓核正中偏侧突出及侧方突出者，常在"碘柱"外侧形成缺损，以轻度斜位显示最佳。②神经根鞘袖改变时，髓核侧方突出可只压迫神经根鞘袖，使其截断、偏斜或抬高，也可表现为变短、消失或两侧不对称。③折断样缺损，通常由大的椎间盘向后正中突出所致，造影剂充盈了病灶的上、下方，将"碘柱"截成两段，截面相当于椎间隙水平，边缘呈梳齿状，透视下可见造影剂缓慢流过病变区。④完全性梗阻，很少见，为巨大的髓核碎块穿破或绕过后纵韧带进入硬膜外间隙造成完全梗阻。

（2）椎管内肿瘤造影表现：①髓外硬膜内肿瘤，最常见。因肿瘤位于蛛网膜下隙，常造成不完全性或完全性梗阻，造影剂与肿瘤密切接触，其间无硬膜间隔，所以肿瘤的轮廓显示清晰。当肿瘤在脊髓侧方、前后侧蛛网膜下隙生长时，典型征象为杯口状充盈缺损，脊髓受压并向对侧移位。不全梗阻时造影剂可通过狭窄间隙向上、下流动，将肿瘤全貌显示清楚。②硬膜外肿瘤，可造成蛛网膜下隙和脊髓的受压移位，梗阻端为平直的截面，侧方略有内收，边缘呈梳齿状。

（五）脉管造影

脉管造影是将造影剂直接或间接注入动脉、静脉或淋巴管内进行检查的方法。

1. 肢体动脉造影

一般采用 3 种方法：①经皮直接穿刺法，通常选用股动脉、肱动脉或锁骨下动脉进行造影。②暴露动脉穿刺法，常用股动脉或肱动脉进行造影。③导管法，采用 Seldinger 插管技术。目前多采用导管法行动脉造影，并可做选择性或超选择性造影。

（1）适应证

骨与软组织肿瘤的诊断，尤其是炎症与肿瘤、良性肿瘤与恶性肿瘤的鉴别诊断；闭塞性动脉疾病，如血栓闭塞性脉管炎、闭塞性动脉硬化症和大动脉炎等；出血性疾病，如外伤性血管损伤，可明确出血部位并进行栓塞治疗。

（2）禁忌证

碘过敏；严重心、肝、肾疾病；有出血倾向，如血友病；穿刺部位感染。

（3）造影方法

患者仰卧，选好穿刺点，用甲紫做标记，常规皮肤消毒，铺无菌孔巾，局麻，检查者右手持穿刺针，在左手指摸到搏动处，与皮肤呈45°角刺入，针尖指向肢体远侧。如采用导管法，一般选择健侧肢体穿刺，针尖指向近心端，取出针芯可见鲜红的动脉血喷出，如回血不畅，可略旋转针柄或改变角度，然后将针尾压低略向内送入，可接注射器试着注入少量造影剂或送入导丝、导管，接高压注射器行造影并摄片。

上肢动脉造影于开始注药后2～4秒造影剂就可达远端。下肢动脉造影于开始注药后3～5秒造影剂可达足部。摄片时间可根据造影剂在动脉内流动的速度来推算，根据所要观察的部位来设定摄片程序。一般开始注药后1～2秒摄第1片，间隔1～2秒摄2～3片显示动脉期；然后再间隔2秒摄2～3片显示静脉期。如充盈不满意，可再行注药造影检查。摄片均要求解剖位，一般单相正位或侧位可满足诊断要求，如有双相连续摄片系统则更为理想。

（4）正常表现

人体各部的正常动脉造影其表现基本相同，即动脉主干应充盈良好，轮廓清晰，诸大分支应依次显现，动脉的直径由近向远应逐渐变小，连续性好；血管走行具有一定柔和感而无僵硬现象，其分支处自然、较圆滑而无锐角形成，动脉分布除少数有变异外，均有较恒定的解剖部位。

①上肢：上肢动脉造影显示腋动脉在腋窝内为锁骨下动脉的延续，沿上肢内侧下行为肱动脉，在上臂下段向外斜行，至肘关节上方位于中央时，关节处分为桡动脉和尺动脉两条主干，经前臂内、外侧走行较直或稍弯曲。向下至腕部时，尺、桡动脉互相连续形成动脉弓，并由动脉弓发出分支形成掌深弓、掌浅弓，再分出分支伸向各指两侧。

②下肢：下肢动脉造影显示股动脉自腹股沟处下行，先在股骨内、后方走行，分出股深动脉。股深动脉在股骨外后方走行，在股骨下1/3处终止。股动脉下行至腘窝处移行为腘动脉，然后分为胫前动脉和腓动脉，由腓动脉再分出胫后动脉。在前后位片上，胫前动脉靠最外侧，腓动脉居中，胫后动脉靠内侧。侧位片上，胫前动脉居前，腓动脉居中，胫后动脉靠后。胫前动脉向下延伸为足背动脉，胫后动脉向下至足跟后方，腓动脉较短，一般达踝部。

（5）异常表现

①骨与软组织肿瘤，良性肿瘤主要表现为周围动脉及其分支的压迫移位，巨大的良性肿瘤压迫移位的血管形成"抱球"状，肿瘤周围的动脉可稍有扩张。恶性肿瘤可表现为肿瘤营养血管增粗、迂曲。静脉早期显影，肿瘤区可见丰富的网状肿瘤血管，肿瘤内可见血管湖。

②闭塞性动脉疾病，不完全闭塞表现为动脉外形不规则，呈虫蚀样，伴有不同程度的管腔狭窄；完全性闭塞表现为动脉中断，阻塞端呈平的或凹凸不平的边缘，且持续存在。

③其他血管性疾病，如动脉瘤，在造影剂充盈动脉时，瘤囊内亦见造影剂充盈，呈圆形或卵圆形，边界清晰，如果动脉瘤内有血栓形成，则瘤囊壁内可呈现充盈缺损的形态。大的动脉瘤可压迫周围血管使之移位。

2. 肢体静脉造影

可分为直接法、间接法和骨髓穿刺法3种。由于直接法简单、安全且血管显影清晰，摄片时间易掌握，故多被采用；骨髓穿刺法比较复杂，但对深静脉的显示较令人满意；而间接法，则是由动脉经毛细血管再入静脉，因摄片时间不易掌握，且造影剂被稀释使静脉显影浅淡，往往不能满足诊断要求。

（1）适用范围

了解血管瘤的部位、范围；寻找静脉阻塞的原因和部位；了解静脉曲张的范围及交通支。

（2）禁忌证

急性栓塞性静脉炎及碘过敏。

（3）造影方法

①直接静脉注射法，患者仰卧，选择病变远侧的静脉作为穿刺部位，常规皮肤消毒，穿刺成功后，在病变近侧用弹力止血带扎紧，而后推注造影剂。一般采用泛影葡胺，上肢用 10～15 ml，下肢用 15～20 ml，或根据要观察的肢体段而定，10～30 秒注完，然后摄正位和侧位片，摄片后立即去除止血带，如照片观察不满意可再重复注射。

②骨髓腔注射法，患者仰卧，于肢体造影穿刺部位的近侧缠弹力止血带，根据检查部位的不同，弹力止血带可缠于肘关节上、下方，膝关节上、下方或腕关节和踝关节的上方。弹力止血带的松紧度以摸不到远侧肢体动脉搏动为宜。常规皮肤消毒，用 1% 普鲁卡因局麻直至骨膜下，用腰穿针或胸骨穿刺针直接穿刺，或将皮肤切开，暴露骨骼。用骨钻钻进骨髓腔，然后插入穿刺针，穿刺部位应选择在邻近病变的关节骨端松质骨区，如掌骨头、桡骨茎突、跖骨头、跟骨、胫骨结节、大粗隆等。穿刺成功后拔出针芯，抽出回血后注入 1% 普鲁卡因 5～10 ml 行骨髓麻醉，然后注入泛影葡胺，上肢用 10～15 ml，下肢用 15～20 ml，在 1 分钟内注完，插入针芯。注完造影剂后 2～3 分钟摄所观察区域正、侧位片。此

造影方法一处骨骼不能做两次穿刺，如不成功需更换穿刺部位。

（4）正常造影表现

正常静脉走向及数目较不固定，主要静脉还是可辨认的，浅静脉的特点是有静脉瓣，故显影后于静脉瓣处可见局部向外膨出，致静脉的边缘不甚规则，正常时静脉为向心性流动，否则提示静脉瓣功能不良。

①上肢静脉：上肢浅静脉有 3 条主干。头静脉居前臂之桡侧，起于拇指和示指间的手背静脉网，在腕关节处转向前臂之屈侧，然后上行引流至腋静脉；贵要静脉居前臂之尺侧，起于手背尺侧静脉网，多为两条；正中静脉居前臂正中但变异较大，起于掌侧静脉网，上升至肘关节附近分为两支，分别引入头静脉和贵要静脉。深静脉起于手部的深静脉，向上分为尺静脉和桡静脉，沿前臂尺、桡侧上行，至肘关节附近汇合成肱静脉汇入腋静脉。

②下肢静脉：下肢浅静脉有两条主干。小隐静脉起于外踝后方，沿跟腱后方上行汇入腘静脉；大隐静脉起于内踝前方，沿下肢前内方上行达卵圆窝处汇入股静脉。深静脉起于足部深静脉，分为胫前静脉和胫后静脉，上行达膝关节附近汇入腘静脉，向上走行至大腿内侧即为股静脉。

（5）异常造影表现

①血管瘤，其静脉之属支充盈后呈串珠样或球形扩张，或为圆形、卵圆形，边界清晰，松止血带后造影剂排出迟缓。

②下肢静脉曲张，受累静脉有不同程度的迂曲、扩张，管腔光滑或不规则。受累静脉无静脉瓣或静脉瓣显示不明显，造影时可有逆向充盈征象。

③静脉血栓形成，主要表现为静脉管腔内有恒定的充盈缺损，可位于管腔中央或侧壁，部分血栓可造成静脉血管的中断、阻塞。

第四节　CT、MRI 和放射性核素骨显像

一、CT

（一）CT 基本原理

计算机体层摄影（CT）也是以 X 线为成像基础，X 线束从多个方向沿人体某一选定的层面进行照射，X 线穿透人体经部分吸收后被探测器所接收，探测器接收到的射线强度取决于人体截面内的组织密度，如为骨组织则吸收 X 线较多，探测器得到的为较弱的信号，CT 图像为高密度区；反之，气体、脂肪组织则吸收 X 线较少，探测器得到较强的信号，CT 图像上为低密度区。CT 与普通 X 线所示的图像一致，差别是 CT 为间接成像，而普通 X 线

片为直接成像。

当 X 线球管与探测同步移动时，可对截面内各点进行测量，得出投影值。所测得的不同强度的信号经过模数转换器变成数字送至磁盘暂存，这些数字经计算机处理得出可产生图像的数据，最后在计算机控制下将这组图像数据从磁盘读出，经数模转换器处理后形成模拟信号，并通过电子系统的处理后输至荧光屏显示出图像。CT 是一种利用 X 线穿透人体以 X 线量的衰减特性作为诊断依据的检查方法。

1. 像素与数字矩阵

CT 图像是以像素为成像单位的，在每幅 CT 图像上有由 160×160 个像素，或 240×240 个像素，或 512×512 个像素所构成的图像，其像素大小与数目因 CT 装置不同而异。像素越小，数目越多，所构成的图像越细腻，清晰度越高。像素排成的行与列即为数字矩阵。

2.CT 值

CT 图像是由身体某一选择层面内一定数目的像素按该层面固有排列关系所构成。计算机对 X 线从多个方向扫描所得到的信息，计算出单位体积的 X 线衰减系数，换算成 CT 值，以此作为表达组织密度的统一单位。CT 值反映的是以水的 CT 值为 0 的相对值，表示的是 X 线衰减系数，并不是绝对值。人体组织的 CT 值有 2 000 个分度，上界为骨的 CT 值 +1 000，下界为空气的 CT 值 –1 000，每一个分度为一个亨氏单位（符号 Hu），相当于 0.1% 衰减系数变化。这样分度可以囊括由最高密度的骨组织到某些器官内含最低密度气体的 CT 值。

3. 窗技术

扫描的结果在监视器上显示的图像，密度高（衰减系数大）的组织呈白色，密度低（衰减系数小）的组织呈黑色，在黑白之间按密度的深浅表示衰减系数的大小，称为灰阶。CT 图像上虽然可由 –1 000 ~ +1 000 划分为 2 000 个灰阶，但肉眼无法辨认这样微小的差别。为此，在 CT 台控上设计了"窗宽"与"窗位"两个调节装置，目的是把所要观察组织的 CT 值集中扩大到肉眼能分辨的灰度等级以内，这一组织的 CT 值上限与下限，即为"窗宽"。又由于不同组织的 CT 值不同，因此观察某一组织结构细节时，应以该组织 CT 值为中心进行观察，此即"窗位"或"窗中心"。"窗宽"和"窗位"可以随意调节，以使图像适合诊断要求，利用不同的"窗宽""窗位"可对同一层面组织结构分别进行细致的观察、分析、研究。

4. 分辨率

（1）空间分辨率

空间分辨率指鉴别相邻组织结构大小的能力。它与探测器孔径宽度、探测器之间的距离、图像重建中所采用的乘积滤波函数的形式、像素大小、被检物衰减系数的差别等因素有关。由于 CT 的空间分辨率受诸多因素的影响，而且探测器的孔径、像素的大小不可能像 X 线胶片上银离子的颗粒那样细小，因此，CT 的空间分辨率低于 X 线平片，特别对骨骼或胸腔等的检查。由此可见，CT 尚不能完全替代常规 X 线检查，尤其是在骨骼系统疾病的诊断方面。

（2）密度分辨率

密度分辨率又称为对比分辨率，它表示能够区分开的密度差别的程度。在灰阶成像方面，CT 最大的优势在于提高密度分辨率，其能力比 X 线片高得多。它可分辨 X 线片或肉眼无法分辨的组织，虽然两个相邻的组织密度差别不大，仍可利用"窗技术"形成对比而显影。

（3）时间分辨率

CT 扫描仪的时间分辨率等于获取足够数据以重建单个图像切片所需的时间。如果被成像的物体在这段时间内移动，则会导致伪影，从而降低最终图像的质量并影响解释的准确性和置信度。时间分辨率直接影响很多部位的成像效果，影响较小的是对骨骼的评估，影响最大的是对于心脏的评估。

（二）CT 在肌肉骨骼系统疾病方面的临床应用

1. 脊柱和脊髓疾病的诊断

（1）外伤

CT 为诊断严重脊柱外伤的重要方法之一，它不仅能显示椎体及其附件的骨折，还能明确椎管内特别是脊髓损伤的情况。椎体或附件的骨折，无论是线形还是粉碎性，CT 横断面图像均可清晰显示透亮的骨折线。当椎体内出现致密线及局部椎体不连贯的图像，常为压缩骨折的征象。尤其 CT 可证实椎体的爆裂骨折，直接看到碎骨块向椎管内移位的方向及程度以及脊髓或马尾神经受压的情况，颇具特征性。脊柱骨折伴有脱位时，CT 横断面图像上可见椎体或附件排列异常，如配合重建矢状面或冠状面图像则诊断更为全面、可靠。脊柱外伤特别是当碎骨块突向椎管内或伴有脱位时，常同时存在脊髓损伤性改变，如水肿、血肿和挫伤。脊髓水肿表现为边界不清、均匀的低密度区，常位于脊柱外伤部位或其邻近部位；脊髓血肿呈边缘模糊的高密度区，常位于脊柱外伤平面的上方；脊髓挫伤呈低密度区，其内夹杂点状高密度影，边缘较血肿更为模糊。强化 CT 检查常有助于判断脊髓挫伤和血肿，电子计算机断层扫描脊髓造影（CTM）对显示脊髓损伤部位和范围及明确蛛网膜下隙阻塞的平面更为有效。

（2）肿瘤

过去诊断脊椎和脊髓的肿瘤常采用 X 线平片、体层摄影和脊髓造影。全身 CT 问世后，CT 检查已成为脊椎和脊髓肿瘤的重要诊断方法之一。随着 CT 扫描机的不断改进，对椎管内细微结构的认识更加明确，CT 对脊椎的肿瘤可作出定位、定量甚至定性诊断。

脊椎原发性良性肿瘤，CT 上可见患椎膨胀、骨壳变薄，其内有纤细或粗糙的骨嵴；脊椎常见的恶性肿瘤多为转移性肿瘤，常常多发并累及椎体及椎弓，多伴有软组织肿块，CT对软组织肿块的显示非常灵敏。据此可鉴别良、恶性病变。

椎管内肿瘤根据解剖部位可分为髓内肿瘤、髓外硬膜内肿瘤和硬膜外肿瘤3类。CT平扫对三者的鉴别有困难，CTM可根据脊髓扩大、脊髓受压移位、硬膜囊受压移位等征象提供定位参考。髓内肿瘤CT平扫示病变为等密度区，CTM可见脊髓增粗，其内有充盈缺损，且硬膜囊不规则。髓外硬膜内肿瘤常见为神经纤维瘤和脊膜瘤。神经纤维瘤特征性CT表现为椎间孔扩大，肿瘤呈"哑铃状"，瘤体较小时不侵犯脊髓，瘤体较大时则脊髓受压移位，蛛网膜下隙增宽。脊膜瘤常发生于胸段椎管内，CT平扫可见软组织块影，CTM则见脊髓受压移位，硬膜囊变形。硬膜外肿瘤多为恶性，尤以转移性肿瘤多见，CT显示为密度不均的块影，脊髓、硬膜囊和硬膜外脂肪受压移位。

（3）退行性变

①椎管狭窄症：CT检查不仅可以测量骨性椎管的大小，而且可以看到小关节及黄韧带的改变，因此能有效地诊断椎管狭窄症。椎管狭窄症常为退行性变所致，CT上可分为中央型和侧隐窝狭窄型两种类型。中央型主要为椎体后缘骨质增生突向椎管内以及黄韧带肥厚，另外，下关节突骨质增生、椎间盘变性等也常造成椎管不同程度的狭窄，骨性椎管前后径小于11.5 mm，横径小于16 mm即可诊断。侧隐窝被称为神经通道，神经根通过此处进入椎间孔。侧隐窝的前壁是椎体和椎间盘后缘，侧壁为椎弓根，后壁则为上关节突。因上关节突向前倾斜，所以椎弓根上缘处侧隐窝的前后径最窄，上关节突肥大增生是侧隐窝狭窄的主要原因。侧隐窝前后径小于或等于3 mm即可诊断为侧隐窝狭窄。

②椎间盘病变：CT诊断椎间盘突出相当可靠，正常时椎间盘为软组织密度，后缘为凹面，以脂肪为界面将椎间盘与硬膜囊分开。

椎间盘突出多发生在第4、5腰椎或第5腰椎至第1骶椎。CT诊断椎间盘突出主要有4方面征象：a.椎管内出现突出的椎间盘块，它的CT值低于骨组织但高于硬膜囊；b.椎间盘与硬膜囊之间的脂肪层消失，此为早期征象；c.神经根受压移位；d.硬膜囊受压变形。

CT根据椎间盘突出的程度不同可作出定量诊断，分为3种类型：椎间盘膨出、椎间盘突出和椎间盘脱出。

椎间盘膨出：椎间盘向周围均匀膨出，超出椎体边缘，膨出的范围大、程度轻，为椎间盘退行性变的一种征象，椎间盘膨出可对硬膜囊及神经根产生轻度压迫。

椎间盘突出：表现为椎间盘后缘局限性突出，硬膜囊及神经根压迫、变形、移位，硬膜外脂肪不对称、移位或消失。

椎间盘脱出（髓核脱出）：除出现椎间盘突出的征象外，诊断髓核脱出的主要依据是在该椎间盘上、下相应的平面、硬膜囊外见到游离的髓核块。

2. 其他肌肉骨骼疾病的诊断

CT 作为肌肉骨骼系统疾病诊断的一种成像技术，具备许多优点，如能显示横断面解剖和空间关系，骨和软组织两者可同时得到清楚的显示，而且可显示对侧图像，利于对比，其密度差异可得到增强。CT 对骨肿瘤和软组织肿块的定位、定量和定性诊断都很重要，尤其在肌肉、骨骼解剖复杂区域的作用更为出色。以前骨盆、肩胛带、胸骨、胸锁关节和椎体小关节等结构，采用各种成像技术，单独应用或联合应用，都不能得到良好的显示，因为这些部位的骨骼是弯曲的、厚薄不一的，且与身体长轴成角，常常与其他相邻骨骼重叠，这种情况很难摄取一张没有重叠的骨骼照片。气体、脂肪和软组织的重叠影也掩盖了骨细微结构的显示，此外，软组织本身的显示也很差。由于 CT 有极高的密度分辨率和切面图像，避免了上述一些因素的干扰，因此，CT 对检查骨、软组织病变以及复杂区域的病变是最佳的成像技术。CT 研究骨肿瘤的最大优点在于它能提供横断面图像，可以显示肿瘤和其周围的解剖关系，如显示肿瘤的径向扩散、肿瘤在骨内的位置，可判断皮质的完整性及对髓腔内成分的定量等，以利于制订治疗计划。

3. 骨密度测量

CT 问世前，测量周围骨骼的皮质是唯一可采用的骨密度测量技术。骨量的减少可能是与年龄相关的自然过程或为激素改变、多种疾病和某些治疗所造成的后果。皮质骨与松质骨的表面积不同，正常和异常的骨转换率、中枢骨与周围骨的转换率也不同，所以测量中枢骨的骨矿物质含量对于骨质疏松症的诊断是更为可靠的方法。应用 CT 测量中枢骨的骨密度、骨矿物质含量是比较简单且可靠的方法，CT 值和椎体骨矿物质含量的物理测量以及长骨光子吸收测量之间的相关性很好，CT 测量骨矿物质含量已发展出多种技术途径。随着一些技术问题的解决和基础研究的发展，CT 将成为骨矿物质含量测量的标准技术。

二、磁共振成像

（一）磁共振成像的物理学基础

磁共振成像（MRI）是当今影像学领域中的新技术之一，它是近些年来，物理学、电子计算机、X 线、CT 技术和磁共振频谱学等先进科学技术相结合的产物。MRI 的图像，外观上与人体 CT 图像非常相似，但两者无论在成像原理还是在成像技术方面都大不相同，MRI 可获得多平面的信息（水平面、冠状面、矢状面）。MRI 是以人体在磁共振过程中所散发的电磁波（磁共振信号），以及与这些电磁波有关的参数，如质子密度、弛豫时间、流空效应等作为成像参数的。MRI 是"非损伤性"检查方法，是可获得"丰富多彩"诊断信息的成像技术，因此被誉为医学影像学领域中继 X 线、CT 之后的又一重大发展。

1. 磁共振现象

磁共振现象系指某些特定的原子核在置于静磁场内，当受到一个适当的射频脉冲磁场的激发时，所出现的吸收和释放射频脉冲磁场的电磁能的现象，这一现象即为磁共振现象，为了避免与核医学方面概念的混淆而不用"核磁共振"的名称。磁共振现象的产生，需具备3个基本条件，即特定原子的原子核（自旋质子）、静磁场和射频脉冲。

（1）自旋质子

任何原子的原子核都是由带有正电荷的质子和不带电荷的中子构成。所谓"某些特定的原子核"是指那些原子核质子或中子的数目是奇数或两者都是奇数，这些原子核具有自旋性质，因而可产生一个磁场，这一磁场具有正、负极（南、北极），其方向和强度称为磁矩。人体组织结构中有很多具有自旋特性的原子核，如氢（^{1}H）、氟（^{19}F）、碳（^{13}C）、磷（^{31}P）。目前用于临床磁共振成像术的就是利用人体中蕴藏量最大，占人体体重70%的水分中的氢原子核的磁共振成像。氢的原子核中只有一个质子（无中子），又称自旋质子。

（2）静磁场

组织内氢原子核在无外部磁场的作用下，自旋方向即磁场方向是随机的。将人体置于静磁场（又称外磁场）之内，体内各自旋质子的自旋轴，将依静磁场的方向重新排列产生磁化，称为净磁化。这些自旋质子的自旋轴的取向有两种方向，一种顺应静磁场的方向处于"低能态"；另一种为逆静磁场方向处于"高能态"。在静磁场内以低能态自旋质子为主。自旋质子在外磁场作用下，旋进并达到平衡状态的过程称为旋进或进动，其轨迹如锥形，类似陀螺在重力作用下的运动。

（3）射频脉冲

射频脉冲也是一种磁场，如脉冲磁场的射频频率与自旋质子的共振频率相一致，自旋质子中部分低能态者将会吸收射频脉冲的能量而跃迁为不稳定的高能态自旋质子。一旦射频脉冲停止，这些不稳定的由低能态跃迁到高能态的自旋质子，将会把它们从射频脉冲那里所吸收的能量又重新以电磁波的形式向周围组织散发，从而"回复"或"弛豫"为低能态自旋质子。这时，如果在自旋质子的附近置有探测器，则可"接收"到散发的电磁波，这些电磁波就是磁共振信号。

2.MRI 参数

（1）质子密度

质子密度又称质子浓度，通常以 p 表示。p 是 MRI 的主要参数之一，系指在一定区域内自旋质子的密度，它是衡量这个区域产生磁共振信号强度的主要指标之一。在相同条件下，质子密度大的区域比质子密度小的区域产生的磁共振信号强。

（2）弛豫时间

自旋质子在磁共振过程中，从激发其共振的射频脉冲暂停，到自旋质子回复到未受射频脉冲激发前的平衡状态止所经历的时间（即自旋质子由激发状态恢复到平衡所经历的时间）为弛豫时间。自旋质子的弛豫时间有两种，即纵向弛豫时间（T_1）和横向弛豫时间（T_2）。

①纵向弛豫时间（T_1）：T_1 又称为"第一""导热""自旋－晶格"弛豫时间。该时间由磁场内共振质子或其他磁化原子核间的热效应决定，其允许能量的转换，即能量被其他质子吸收。T_1 是 MRI 的主要参数之一，其长短（值）的变化，受自旋质子所在环境的温度、黏度以及生物大分子和顺磁性离子或分子存在的影响。

②横向弛豫时间（T_2）：T_2 又称为"第二""自旋－自旋"弛豫时间。系指自旋质子在磁共振过程中，由于射频脉冲的激发，平衡状态时的纵向磁矩逐渐消减，而获得一横向磁矩。当激发脉冲暂停时，横向磁矩立即呈指数式衰减，当横向磁矩衰减至其初值的 37% 所需的时间常数，即为一个 T_2。不同的组织 T_2 弛豫时间也不同，射频脉冲结束后，T_2 短的组织丧失其横向磁化明显快于 T_2 长的组织，T_2 也是 MRI 的重要成像参数之一。

（3）流空效应

在磁共振过程中，一般情况下，如果受检层面内的自旋质子以一定的流速向一定的方向流动时，磁共振信号探测器将接收不到这些质子的信号，或仅能收到极微弱的信号，这种现象称为流空效应。根据此种效应，MRI 可不用造影剂即可在血管壁、心腔同流动的无信号的血液之间形成信号差而将之区别显示。MRI 对软组织的分辨力极强，对血流提供的天然对比可与血管造影、CT 和大血管超声检查共同提供的资料比拟。借流动的血液无损伤地显示人体血管和血流是 MRI 的优点所在。

（二）MRI 在肌肉骨骼系统疾病方面的临床应用

1. 脊髓和脊椎疾病的诊断

① MRI 是诊断脊髓空洞症很有效且首选的检查方法，可直观地看到脊髓中央的液性空腔，确定病变的范围，借脊髓无膨胀性外貌很容易与髓内肿瘤鉴别。

② MRI 对椎间盘的退行性改变，尤其对椎间盘突出症的诊断有独特的优点，椎间盘变性、脱水在 T_2 加权像可见椎间盘信号减低，椎间盘脱出时，通过矢状面观察可见受累椎间盘变薄，还可见到呈软组织信号向后突出的椎间盘组织进入椎管。位于颈段或胸段的椎间盘突出，严重者可显示相应平面的脊髓前缘呈程度不同的局限性压迫，甚至脊髓后移。腰骶椎间盘突出时，常见硬膜外脂肪组成的"白线"，在突出的椎间盘平面有中断现象。另外，对椎管狭窄性病变，如黄韧带、后纵韧带肥厚、骨化，MRI 也可准确定位，并见脊髓或硬膜囊受压移位。

③ MRI 对椎体的骨肿瘤敏感性很高，可提供定位、定量诊断，定性则比较困难，椎体的原发性肿瘤或继发性肿瘤都主要侵犯松质骨，使原为中等度的磁共振信号发生变化，原发性骨肿瘤常伴有软组织肿块。

④ MRI 对椎管内肿瘤也很敏感，根据脊髓的膨胀、移位，蛛网膜下隙增宽、受压等征象可分为髓内肿瘤、髓外硬膜内肿瘤和硬膜外肿瘤 3 类，但定性比较困难。

⑤ MRI 检查对脊椎和脊髓的外伤诊断也很有价值，可以确定有无脊髓损伤、部分性或

完全性脊髓横断，可以明确外伤有无并发血肿，有无碎骨块或其他组织侵入椎管压迫脊髓等情况。

2. 其他肌肉骨骼系统疾病的诊断

①MRI能够确定软组织肿瘤的界限及与周围重要结构的关系，在一定程度上可以估计肿瘤的良、恶性程度，少数肿瘤的MRI影像有特征性改变，如脂肪瘤、血管瘤、硬纤维瘤等。

②对于骨肿瘤的检查，MRI可以准确地显示肿瘤的范围、软组织受累的程度、髓腔内病变扩展的方向以及肿瘤与相邻关节、血管－神经束及周围组织的关系，为制订手术和放射治疗（简称放疗）计划提供准确的诊断信息。

③在关节创伤方面，MRI能够清晰地显示关节内的复杂结构，如半月板或韧带的损伤，可以取代关节造影，成为膝关节创伤后、手术前筛选病例的首选方法。

④MRI可以早期发现骨髓感染、肿瘤浸润和骨髓其他疾病，明确病变范围。

⑤MRI在检查骨缺血性坏死方面也有一定价值，可根据松质骨区均匀性信号的改变作出早期诊断。

⑥MRI还可作出软骨损伤或发育不良的诊断，过去未骨化的软骨一直是影像学检查、诊断的难题，MRI的应用可清晰地观察到软骨的形态，从而判断骺软骨或骨骺损伤、骨骺发育不良、骨骺缺血坏死、骨骺肿瘤等。

3.MRI检查的禁忌证

带有心脏起搏器者；体内有顺磁性物质（如弹片、人工关节、内固定器、金属瓣膜等）者。

三、放射性核素骨显像

放射性核素骨显像（简称骨显像）具有鉴别骨的新老病变的能力；能协助探讨骨痛的原因，可以评价骨组织的修复率和病变愈合情况；可以评价包括药物和手术等治疗措施在内的效果和反应，提供定期随访观察资料。骨显像在临床上的应用具有很大潜力，还需继续深入研究、发掘。

（一）骨显像原理

骨组织由无机盐和有机物构成，无机盐占成人骨干重的2/3，为一种六角形羟基磷灰石晶体，其分子式为$Ca_{10}(PO_4)_6(OH)_2$，大部分沉积于骨的胶质纤维中。晶体除含有丰富的PO_4^{3-}、Ca^{2+}、OH^-外，还有一些阳离子如Na^+、K^+、Mg^{2+}、Sr^{2+}，以及阴离子如F^-、Cl^-等。羟基磷灰石晶体类似一种离子交换树脂，除与相接触的血液和组织液中相同离子进行交换外，性质类似者也可交换。骨显像剂的研制就是以可与羟基磷灰石进行交换的阳离子和阴离子为基础的。由于无机盐大部分沉积于胶质纤维中，上述阴阳离子也可结合或吸附在胶质纤维中和羟基磷灰石表面。

（二）骨显像剂

过去使用的骨显像剂为 ^{85}Sr、^{87}Sr，这两种核素的 γ 射线能量均较高，尤其是 ^{85}Sr 半衰期较长，对骨的照射量过高，且两种放射性核素均从肠道排泄，因而本底活性较高，故临床上已不再使用。目前临床上应用的骨显像剂主要包括用 ^{99m}Tc 标记的磷酸盐和二磷酸盐两大类。其中以焦磷酸盐（PYP）、乙烯羟基二磷酸盐（E-HDP）、亚甲基二磷酸盐（MDP）和羟基亚甲基二磷酸盐（HMDP）使用最广泛。在所有的骨显像剂中，MDP 和 HMDP 从血中清除最快，因而是比较理想的骨显像剂。^{99m}Tc 标记物注入机体后 2~3 小时，50%~60%集中于骨组织，其余由肾脏排泄。

^{99m}Tc 标记的放射性药物在骨中的最初浓集和血液供应有关，但是与毛细血管通透性、局部酸碱平衡、骨内压、激素水平、骨中矿物质的量和骨中放射性药物转换率等因素也有很重要的相关性。上述任一因素的作用加强均会导致放射性药物在骨中的累积增加，相反，则导致放射性药物在骨中的聚集减少。

除了应用最为广泛的 ^{99m}Tc 标记物外，^{113m}In 标记的放射性药物也能用于骨显像。文献上报道用 ^{67}Ga-柠檬酸作为骨显像剂，对一些骨感染性疾病的诊断敏感性较高，因为骨内压增高使小血管闭塞，血流量并不增加，^{67}Ga 在骨感染的病变区会出现吸收增加，但和血流量的关系并不大，故考虑急性骨感染时应采用 ^{67}Ga 显像骨扫描来提供参考。

（三）骨显像方法

^{99m}Tc-MDP 标记物通常由静脉内注射 10~20 分钟，注射后 2~4 小时进行全身骨显像。注射部位应远离疑有骨病变的部位。骨显像前饮水和排尿有助于减少生殖腺的照射量和更好地显示盆骨。用 γ 相机进行骨显像时，可采用多帧图像显示全身骨骼，或采用单帧图像的全身骨显像，两种显像方法均应有前位和后位图像。对疑有骨髓炎、蜂窝织炎或其他特殊骨病变时，可采用三时相骨显像。三时相包括血流相、血池相和延迟相。血流相即在注射放射性药物后立刻以每秒一帧的速度，连续扫描 60 秒，获得一系列动态图像，一般认为血流相反映了骨骼的血供；血池相在注药后 1~2 小时，一般以每秒一帧获得静态图像，其反映了趋骨性放射性核素在骨内毛细血管和静脉中的分布情况；延迟相在注药后 2~4 小时获得静态图像，主要反映骨盐代谢情况。区别血流相和血池相对于鉴别骨骼病变的性质以及探讨骨骼病变的原因有一定的价值，因为在许多骨骼病变中，如肿瘤、炎症、骨折、佩吉特病等在静态骨显像中都表现为趋骨性放射性核素的浓聚，而这些病变又有各自的血流动力学特点。因此，通过三时相骨显像可以较全面地了解骨骼的血供、血液分布以及骨盐代谢情况，是一种有价值的骨显像方法。

（四）放射性核素骨显像检查的适用范围

原因不明的骨痛；筛选可疑的恶性病变；安排恶性肿瘤的手术或放疗计划；选择骨活检部位；寻找骨转移性病灶；评价骨骼创伤，鉴别新、旧骨折；脊椎压缩骨折的鉴别诊断；骨关节感染的定位和治疗后随访；代谢性骨病治疗后随访。

（五）骨显像正常表现

在正常骨显像中，核素的对称性和均匀性分布是重要标志，但对称性和均匀性的清晰度降低或增高则应视为异常。对称性或均匀性的清晰度降低表现在肾功能受损或骨质疏松症，而增高则提示全身骨代谢加速，原发性或继发性甲状旁腺功能亢进症等。在正常骨显像中，由于骨组织对称性和均匀性地摄取放射性核素，所以颅骨、颅底、上颌骨和下颌骨能清晰显示，颈椎的各椎体及椎弓根均能在骨显像图上分辨出来，有时颈椎下段能见到局限性放射性增加，这常常表明病变为颈椎的退行性变而并非由甲状腺本身所致。

在前位骨显像中，能见到颅骨、颈椎、胸骨、胸锁关节、双肩、髂嵴和股骨头等；在后位的骨显像中亦能清楚地显示颅骨、双肩、肋骨、肩胛骨的尖部、胸腰椎、骶骨、股骨头和骶髂关节等。

总之，代谢旺盛和成骨活跃之处聚集的放射性核素多，故扁平骨放射性核素聚集浓于管状骨，管状骨端浓于骨干，大关节浓于小关节。肋骨条条清晰可辨，是骨显像剂性能良好和显像条件适当的标志。

第三章　骨科患者围手术期护理

第一节　手术前护理

手术是骨科疾病的重要治疗手段，其种类很多，范围很广，包括了四肢与躯干的骨、关节、肌肉，以及脊髓、周围神经和血管的各种手术，还有部分整形手术，基本涉及整个运动系统。手术要达到预期效果，不仅取决于手术本身的成功，还与在手术前对患者进行细致的准备工作，以及在手术后给予妥善的护理有关，其可增加手术中的安全性，减少术后并发症，降低死亡率，使功能得到更理想的恢复。根据病情及治疗的需要，手术的范围和规模大小不等。大型手术时间长，创伤大，对患者的生理功能影响明显，对手术前准备、手术前后的护理要求较高。小型手术对患者生理功能干扰较小，即使是耐受力较差的患者，也能接受一般性处理。

一、评估全身情况

手术前对患者全身情况进行评估，判断患者对将行手术的耐受程度，以指导手术前的准备和护理。手术前评估包括两方面的内容：骨科创伤、疾病本身的危害，影响患者整个病程的各种潜在因素。后者包括：①心血管功能；②肺功能；③营养和代谢状态；④肾功能；⑤肝功能；⑥内分泌功能；⑦血液系统功能；⑧免疫状态等。应全面细致地收集患者病史，认真系统地进行体格检查，对实验室所提供的各种生理指标进行综合分析判断，以估量患者对手术的耐受力，制订周密的护理计划和进行充分的手术前准备，使患者接近最佳生理状态，以便更好地耐受手术。

患者对手术的耐受能力可以归纳为两类：第一类为耐受力良好，指患者全身情况较好，骨科创伤或疾病对全身影响较小，重要器官无器质性病变，或其功能呈代偿状态；第二类为耐受力不强，指患者全身情况欠佳，骨科创伤或疾病对全身已经造成明显影响，或重要器官有器质性病变，功能濒于失代偿或已有失代偿表现。

二、心理护理

配合医生对患者及家属进行必要的科普宣传，将施行手术的必要性、可能取得的效果、手术的危险性、有可能发生的并发症及预防处理措施、术后恢复过程、功能锻炼的必要性及方法等交代清楚，尤其是致残手术之前，更应向患者讲清伤后假肢的安装使用、功能恢复程度和生活能力。心理护理和科普宣传应是鼓励性质的。宣传有关成功的病例，取得患者的信任和配合，使患者对即将实施的手术充满信心，并能主动配合治疗及护理工作。对那些无法根治的姑息性手术，其真实的预后情况需要向家属说清楚，但同样也要鼓励患者对以后的治疗护理和未来的生活保持信心。

三、手术前准备

（一）协助医生完成各项检查

如心、肝、肾功能，凝血机制及血糖、红细胞沉降率等项目的检查，排除手术禁忌证；脊柱侧凸及经胸腔手术者，手术前应检查肺功能；糖尿病患者手术前要求将血糖控制在正常水平。

（二）加强营养，纠正负氮平衡

给予高蛋白、高能量、易消化的饮食，必要时输血或白蛋白，以增强体力。通常认为，白蛋白及血红蛋白是评定营养状况的重要指标，而最佳指标为上臂肌腹处的周径。

（三）预防感染

保持口腔清洁；习惯吸烟的患者在手术前应劝其戒烟，避免对呼吸道的刺激，减少分泌物；对痰多黏稠者可行雾化吸入，或注射祛痰剂；对慢性咳嗽患者，可用祛痰镇咳药。

指导患者做深呼吸运动和咳嗽运动。深呼吸运动：用鼻深吸气后，收缩腹肌，然后微微张嘴，缓慢将气体呼出。咳嗽运动：先深吸气，然后微微张嘴呼气的同时连咳2声之后正常呼吸1次，再深呼吸、咳嗽。如此反复数次，做好深呼吸、咳嗽运动，可增加肺通气量，利于痰液排出，避免坠积性肺炎发生。

下列情况应在手术前使用抗生素治疗：有感染病灶或切口接近感染区域的手术；严重污染的创伤，估计清创时间较长或难以彻底清创者；估计手术时间较长，全身情况差的大手术者；骨关节结核患者手术前需注射2周或更长时间的抗结核药物。

（四）肠道准备

告诉患者手术前8小时禁食，手术前4小时禁饮；手术前晚8点可用甘油灌肠剂灌肠，既可避免患者麻醉后肛门括约肌松弛而污染手术台，又可避免术后腹胀及排便困难的痛苦。

（五）手术前训练

骨科手术是为了再建运动系统功能，为使手术能达到预期的效果，应在手术前对择期手术的患者进行指导和训练。

1. 床上排便练习

骨科手术患者由于治疗需要，长期卧床，易发生便秘，加上不习惯在床上排便，严重者可造成机械性肠梗阻。因此，要求手术前 3 天指导患者在床上进行排便练习，以便术后习惯在床上排便，并嘱咐患者卧床期间需多饮水，多食富含膳食纤维的食物，使食物进入胃内反射性引起肠蠕动增加，产生排便感。

2. 床上排尿练习

手术后患者躺在床上对排尿的姿势非常不习惯，不放松，总有怕尿床的感觉，易造成排尿困难。因此，手术前 1 周应该练习床上排尿，指导患者用手掌轻轻压迫膀胱部，增加腹压，以利于排尿，并反复练习。老年男性患者，如有前列腺增生病史，可以遵医嘱导尿。

3. 肌肉、关节的功能锻炼

手术前指导患者进行肢体的功能锻炼，目的是恢复肢体的固有功能。

（六）皮肤准备

备皮的目的是在不损伤皮肤完整性的前提下减少皮肤细菌数量，降低手术后伤口感染的概率。

1. 范围

骨科手术的切口由于术中临时延伸，术中复位需要徒手牵引及有体位变动等原因，皮肤准备范围应广泛。

（1）上肢

备皮需剃腋毛。手部手术备皮要超过肘关节。前臂手术备皮起自上臂中部，下至全手。肘部手术备皮上平肩峰处，下至腕关节。

（2）下肢

足、踝部手术上过膝关节，下包括全足。髋部手术上平肋弓，下至小腿下 1/3，前后均需过躯干中线，需剃阴毛。小腿部手术上至大腿下 1/3 处，下包括全足。大腿部手术上过髋关节，下至小腿下 1/3 处，需剃阴毛。

（3）脊柱

颈椎手术上至头顶，下平肩胛骨下角，两侧均需至腋中线。胸椎手术根据部位高低不同，上平乳突，下平髂嵴，两侧均需至腋中线。腰椎手术上平腋窝，下平骶尾部，两侧均需至腋中线。

2. 备皮方法

（1）骨科常规三日备皮法

第一天剪指（趾）甲、理发及洗头、洗澡、更衣，用活力碘消毒术野后用无菌巾包扎；第二天进行手术部位的备皮并洗澡、更衣，用活力碘消毒术野后用无菌巾包扎；手术当日晨（第三天）再次用活力碘消毒术野后用无菌巾包扎。

（2）二日备皮法

手术前一天下午剪指（趾）甲、备皮、沐浴或擦浴并更衣，用清水及肥皂水擦洗备皮区，仔细察看手术部位附近有无皮炎、脓肿；手术当日晨用活力碘消毒术野2遍，并用无菌巾治疗巾包扎。

需注意的是，备皮刀应选用一次性的，防止交叉感染；备皮时动作应轻柔，勿将皮肤剃破，注意保暖；在光线充足的条件下备皮，备皮后用手电筒照射，仔细检查是否干净。

（3）特殊情况下的备皮法

手术前用石膏固定的患者，皮肤上会有一层脱落的表皮或皮脂凝固的痂皮与皮肤上的汗毛粘连在一起，可用无刺激性温肥皂水轻轻擦洗，每天一次，7天后痂皮可自行干燥、脱落，或用植物油纱布浸透痂皮，之后剥去或擦去痂皮，皮肤无任何损伤，再按无菌技术备皮法行手术前备皮。

目前国外多数医院和我国部分医院已开始采用脱毛剂脱毛，其优点在于能避免皮肤损伤，患者无痛感，舒适而易接受，术后切口感染率明显下降，特别适用于难以剃毛的部位和消瘦患者。不足之处是有些患者可出现过敏反应，且费用也较高。

（七）其他准备

做好交叉配血，根据手术的需要备足够数量的全血，还应严密观察患者生命体征的变化，如患者临时发热，女患者月经来潮，除急症手术外均应推迟手术日期。患者各种化验结果和检查报告要看清楚，并准备好带往手术室的各种用品、药品和X线片等。

四、手术前一日的护理

手术前一日测4次体温，观察患者的体温变化，如发现患者发热、咳嗽、女患者月经来潮时应推迟手术日期。

督促患者做好个人卫生并检查，如理发、洗澡、剪指（趾）甲、更换干净内衣等。

根据医嘱做好输血前的配血准备，并完成药物过敏试验，将试验结果记录在病历中。

对准备实施全麻手术的患者，手术前日晚应做肥皂水清洁灌肠，以防麻醉后因肛门括约肌松弛而在术中排便造成污染。清洁灌肠还可以减轻或防止术后腹胀，有利于胃肠功能恢复。

手术前一日晚上根据医嘱应用镇静剂，如肌内注射地西泮、苯巴比妥，减轻患者的紧张感，保障睡眠与休息，使患者在手术日有充沛的体力。

五、手术日晨间护理

手术日早晨测血压、脉搏、呼吸、体温。

嘱患者手术前排尿，或遵医嘱留置导尿管，并妥善固定。

将必要的物品、病历、X线片等随患者一起送手术室。

患者手术前8小时禁食，手术前4小时开始禁饮，防止患者在手术过程中发生呕吐、误吸而引起吸入性肺炎、窒息等意外。如需插胃肠减压管，需在手术前2小时完成，并固定牢固。

取下患者非固定性义齿，以免术中脱落或咽下。患者随身携带的珍贵物品如现金、存单、首饰、手表等在手术前由患者委托家属保存。如无家属在场，应由护士长负责，由责任护士逐一清点登记，并交护士长或值班护士保存，以免丢失。

手术部位的开放性伤口应换药一次，并清除伤口周围的胶布痕迹。按照医嘱肌内注射手术前药物，如地西泮、阿托品等。

第二节　手术后护理

病室应安静、空气流通、阳光充足、夜间灯光柔和、温湿度适中，病床单位应按照麻醉床准备。床旁除备好输液架、氧气瓶、引流瓶、血压计等一般用具外，还应根据麻醉种类、手术规模准备抢救用品，如气管插管盘、输液泵、心电监护仪、呼吸机等。各种仪器设备要经调试正常运转后备用。同时根据不同手术准备所需要的牵引架、重锤及抬高固定肢体所用的皮枕、沙袋等。

一、病室环境准备和搬运

（一）病室环境准备和要求

大手术或全麻术后的患者，最好安排在有专人护理的监护室，直至清醒或病情稳定。若无术后监护室，应选择安静、舒适、便于照顾和抢救的病室，室温保持在22～25℃，湿度为50%～60%。根据麻醉及手术种类准备床单位，以硬板床为主。需行石膏固定者，备好沙袋、棉垫、软枕、肢体架等，需要做牵引的患者应备好牵引架、牵引绳、重锤和钩体等专科器材，必要时室内还应准备急救设备及急救药品等。

（二）搬运

患者手术结束后用平车推回病室，搬运上病床时，最好是3人动作一致地进行搬运，尽量减少震动，防止体位性低血压发生。对于脊柱手术者，在搬动时需保持脊柱水平位，绝不能弯曲或扭转，注意保护伤口，避免压迫手术部位而引起疼痛。若有引流管、输液管，要防止滑脱，避免牵拉脱出。

二、麻醉清醒前的护理

麻醉未清醒的患者，有误吸、窒息等危险发生的可能，所以应进行麻醉清醒前护理。

（一）保持呼吸道通畅

取平卧位，头偏向一侧，以防呕吐物吸入气管，引起吸入性肺炎。若有呕吐情况，应及时给予清理。如患者出现呼吸困难、烦躁不安、发绀等现象，应及时查明原因并立即处理。如有舌后坠现象，立即将下颌部向上托起，或用拉舌钳将舌头拉出。若发现气管内阻塞，应及时用吸痰管清除痰液并与医生联系。

（二）注意保暖和避免意外损伤

当患者躁动不安时，应适当加以约束或加床档保护，防止骨折移位、牵引滑脱、敷料被拉扯或坠床等情况发生；术后应加强保暖，可加盖棉被、提高室温。

（三）病情观察

1. 生命体征及神志的观察

全麻未清醒前，脊柱等部位大手术后患者，应给予床边心电监护，每20～30分钟记录血压、脉搏、呼吸一次，观察患者的神志、输液、引流等情况，病情稳定后，改为每2小时一次，然后逐渐延长间隔时间至每4小时测量一次。对输液的患者应每30分钟巡视病房一次；术后患者体温升高不超过38℃，是机体对手术创伤的反应，称为外科热。若发热持续不退，或3～5天出现高热现象，应检查伤口有无感染或其他并发症。

2. 患肢的观察与护理

（1）观察要点

观察患肢血液循环是骨科手术后最基本的护理，上肢手术后可触摸桡动脉，下肢手术后可触摸足背动脉或胫后动脉，还应观察皮肤的颜色，测量患肢皮肤的温度及毛细血管反应。

（2）疼痛的处理

若术后患肢出现进行性、持续性疼痛，疼痛呈搏动性加剧，表面皮肤红肿，局部皮肤温度升高、皮肤肿胀，说明组织内压已经相当高，应考虑肢体血液循环障碍，及时报告医生，并尽快找出原因。观察夹板或石膏等包扎是否过紧，是否为感染性水肿及手术引起的血管损伤，必要时剪开包扎的敷料或石膏管型等固定器材，仔细检查患肢，避免因持续性血液循环障碍而导致肢体坏死。绝不可轻率地以为是术后疼痛而打止痛针，敷衍了事。

（3）抬高术肢

手术后1周内患肢可因手术创伤及外固定等原因，出现逐渐肿胀的现象，抬高患肢可减轻肿胀。抬高术肢的方法是用软枕将患肢抬至心脏水平以上，其远端高于近端，以膝部为例，膝部应高于心脏水平，以踝关节最高，髋部最低，如果只将膝部抬至高位而远近两端都在低位，则肢体远端的静脉血液不能畅通回流。

（4）伤口情况

术后观察伤口敷料或石膏上的血迹是否扩大，若渗血不多，可用棉垫、绷带加压包扎使出血停止；如出血不止，经止血、输血、输液后，血压及脉率仍不稳定，则需行急症手术探查止血。

截肢患者需在床旁准备止血带，以备动脉缝线脱落时急用，有大出血时，先用手紧压出血部位，抬高肢体，同时呼唤人员帮忙扎止血带，立即送手术室进行手术止血，绝不可只顾找人帮助，而使患肢流血不止，造成休克甚至死亡。观察伤口有无感染，若伤口疼痛不断加重，体温升高，白细胞总数及中性粒细胞百分比也上升，伤口部位肿胀、压痛、局部跳痛、化脓，则提示有感染，可全身合理应用抗生素，以控制感染，直至体温恢复正常，伤口局部疼痛消失，不再有脓液为止。

伤口疼痛的处理：手术当日晚间疼痛最剧烈，患者伤口痛而不敢翻身活动、深呼吸和咳嗽，如此易发生肺部感染。手术后2日内，尤其在第一天给予适量的镇痛药很有必要，但镇痛药不宜过多使用，间隔时间应在6小时以上。

3. 排尿

术后6小时未排尿者，可在下腹部放置热水袋或按摩下腹部、听流水声等，如无效，则应导尿，必要时保留导尿管，直到患者有自行排尿能力为止。

4. 改善全身营养状况，增加抵抗力

骨科手术后的患者，在麻醉清醒后6小时即可进食，应加强水分和营养物质的摄取，选择营养丰富且易消化的食物，并且要避免辛辣食物的摄入，对于体弱或失血较多的患者，亦需适当补液或输血。应避免长期静脉滴注，否则可能会因限制患者全身或肢体的活动而导致并发症的发生。

三、功能锻炼

（一）功能锻炼的原则

功能锻炼是骨科手术后重要的康复手段，其目的是恢复局部功能和全身健康。但由于骨科手术后的康复期较长，有些疾病甚至需长时间卧床治疗，从而影响了局部和全身的正常生理活动。因此，正确及时的功能锻炼是非常有必要的。

1. 主动原则

根据手术大小、性质、期限及患者对疼痛的耐受力，指导患者进行主动的肌肉收缩和关节活动。有外固定者，也应做静态收缩；而未被固定的关节或健肢可做全范围关节活动，运动量由小到大，逐渐增加到正常活动度，尽量不借助物理治疗和按摩。大手术后和危重患者等不能自己活动者，护士应协助其进行被动活动。

2. 循序渐进原则

随着全身和局部情况的好转，锻炼的次数、时间、范围可逐渐增加或延长，充分调动患者的积极性，使其掌握正确的锻炼原则和方法，以不疲劳为度，使功能锻炼起到事半功倍的效果。

（二）功能锻炼的三个阶段

1. 初期

手术后 1～2 周，由于患者虚弱，手术部位疼痛明显，应以休息为主，患肢可做适量的等长运动，健肢应保持正常运动，防止术后并发症，以争取早日恢复功能，对于全髋置换、脊柱手术等大手术患者，术后医护人员应指导和协助患者翻身及患肢活动。对于上肢术后的患者，应鼓励其尽早离床下地活动，并指导做耸肩、握拳等动作，如为下肢手术，在经常活动上半身和未被固定的关节的同时，还可做踝关节及趾关节的屈伸活动，以及股四头肌等长收缩运动等。

2. 中期

一般是手术 2 周以后，即从手术切口愈合到拆除牵引或外固定物的时期，在此阶段，骨、关节、肌腱等组织的疾病或手术创伤在愈合中，根据病情，在继续加强初期锻炼的同时，可加用简单的器械或支架辅助功能锻炼，使全身达到近乎正常的活动，促进患肢大部分功能得到恢复。

3. 后期

即外固定已拆除，骨与关节等疾病已基本痊愈，全身和局部已基本恢复正常功能。在此阶段可采用器械加强活动锻炼，如蹬车、手拉滑车、手握小铁球等。按时做徒手操或器械操，也可配合热疗、推拿、针刺等疗法。

第三节　骨科特殊患者手术前后的护理

随着人们生活水平的提高，骨科疾病不像以前那样单纯。由于个体差异大，常并存多种疾病，因此不能只考虑局部病变的治疗而盲目进行手术，应充分估计患者的整体情况，对合并的疾病需进行治疗和护理，使其在最佳状态下接受手术治疗。

一、合并高血压的患者护理特点

应综合脑电图、眼底、血清胆固醇及胸部 X 线片等多项检查结果，根据有无主动脉钙化来估计动脉硬化的程度，对于服用降血压药物的患者，要注意其有无水、电解质紊乱的情况，可抽血进行实验室检查。对于血压不稳定的患者，容易在麻醉前出现高血压，在手术中及手术后出现体位性低血压，在手术前应密切监测血压。根据病情合理使用药物，使血压得到有效控制，保持血压稳定。有脑梗死和出血病史的患者，手术危险性较大，手术中、手术后要密切观察生命体征，进行心电监护，适当使用降血压药物，保持血压稳定。

二、合并心脏疾病的患者护理特点

手术前进行心电图及心功能检查，如果患者有明显心功能不全的现象，原则上应推迟手术时间，可采用洋地黄制剂、利尿药及给予其他治疗措施，待心功能状态较好时再考虑手术。同时，应限制水、盐的摄入，输液时也应控制滴速，手术后还要继续加强心功能的监测。

三、合并肺功能不全的患者护理特点

有慢性支气管扩张患者及老年患者等，几乎都有气道分泌物潴留及换气障碍，所以，在手术前必须充分估计、掌握患者肺功能障碍的程度。手术前使用抗生素，预防感染。对于痰多且黏稠者，每日雾化1~2次，也可使用祛痰药物。必要时手术前可做痰培养，供术后选用抗生素参考。手术前指导患者进行深呼吸训练，必要时使用呼吸机做间歇性正压呼吸练习；手术后继续使用抗生素及祛痰药物；密切注意患者的呼吸状况，给予氧气吸入，预防发绀和呼吸困难。

四、合并糖尿病的患者护理特点

合并糖尿病的患者，手术前应严密监测血糖情况，根据病情的严重程度采取相应措施。轻度糖尿病的患者可用饮食疗法、口服降糖药物来控制血糖；对于重度糖尿病的患者，还需注射胰岛素来控制血糖，每日采取指尖血进行电子血糖测定，每日测量6次，即早、中、晚饭前及饭后2小时各1次，以监测患者的血糖，根据血糖的高低，调节胰岛素的用量，待血糖保持稳定后即可施行手术。术后也应继续观察患者，并保持患者血糖稳定。

第四节　骨科常见并发症护理

一、压疮

压疮是机体组织由于遭受外部压力而出现的局部急性缺血性损害，现多称压力性溃疡。压疮是骨科临床护理工作中最常见的并发症之一，骨科患者由于疾病原因，多数需长期卧床休息，由于运动障碍使其机体控制力差、感觉功能衰退、保护性反射迟钝，导致受压组织缺血、缺氧、营养代谢障碍而发生溃烂、坏死，形成压疮。患者一旦发生压疮，其疮口的修复就比较困难，因此，对预防压疮的护理应重视。

（一）压疮护理新观念

压疮是临床护理最常见的并发症之一，但对压疮发生率的认识却较模糊。过去一些资深的护理专家认为发生压疮是护理工作的耻辱，虽然对压疮护理的高要求是为了提高临床护理工作者对压疮的认识，但结果适得其反，扰乱了我们对压疮的认识，使一些临床护理工作者怯懦，即使患者发生了压疮，也不敢公开研讨，以致总结的经验和教训不能在各类护理期刊上发表。这些模糊的认识严重影响压疮护理质量，还可导致医疗护理纠纷，使患者家属也认为"不该发生的事却发生了"。现有理论认为，压疮的发生是难以避免的。据有关资料统计，在脊髓损伤患者中，压疮的发生率为24%~48%。其他如大手术患者长期平卧在硬质手术台上，或病情严重而不允许翻身，也可导致压疮的发生。美国宾夕法尼亚大学附属医院组织的多学科小组，制订了一系列护理规程，对入院的690例患者进行压疮预防和治疗，结果压疮的发生率（包括Ⅰ期）从最初的22.6%降至8.7%，院内压疮的发生率由20.1%降至4.3%，从中不难看出尽管做了多方努力，其发生率仍然可观。以上资料及临床护理实践充分说明护理不当确实能造成压疮的发生，但不能把所有发生压疮的情况都归咎于护理不当，绝大多数压疮的发生是能够预防的，但并非全部。

（二）发生压疮的危险因素

1.患者个体因素

年老、认知功能减退、瘫痪、大小便失禁、营养不良等是压疮发生的主要个体因素。此外，入院时局部组织已存在不可逆性损伤，24~48小时就可能发生压疮；严重负氮平衡的恶病质患者，因软组织损耗、严重营养不良及循环不良，也易发生压疮。

2.外在因素

压疮的实质就是压迫性溃疡，目前将压疮发生的病因归纳为4种因素，即压力、剪切力、摩擦力及潮湿。其首要因素是压力施加于骨的突起部位，当小动脉灌注压在45~50 mmHg[①]，并持续足够的时间后，便会引起组织损伤。

（三）压疮的预防

预防压疮并不单纯是护士的工作，而是应被全体医护人员所共同重视的一项工作，特别对于全身衰竭、极度消瘦或全身水肿等患者，除做好日常压疮预防的护理外，还必须积极治疗原发病，早期给予营养支持，提高机体的抵抗力，才能有效防止压疮的发生。对于意识清醒的压疮高危患者，必须尽早对患者及家属做好压疮预防的健康教育，提高患者的积极性，共同参与压疮的预防。

---

① 1mmHg ≈ 0.133kPa。

1. 评估患者皮肤情况

积极评估患者的皮肤情况是预防压疮关键的一步，要求对患者发生压疮的危险因素做定性、定量的综合分析。常用的有布雷登压疮危险因素预测量表，分值越少，压疮发生的危险性越高，该法已在世界各医疗机构应用。Norton 危险因素评分法中，14 分以下患压疮的概率为 32%；12 分以下属高危组，2 周内患压疮的概率为 48%，该法已被成功地应用于老年病院。Andersen 危险指标记分法，记分大于或等于 3 分时发生压疮的危险性极高，对临床有一定的指导意义，可对入院的急性病患者做有效的预测。

2. 冷敷预防

发现受压皮肤出现硬结，在减压的同时给予冰袋冷敷，在冷敷过程中要专人护理，注意观察局部皮肤颜色、温度、硬结大小，保护好皮肤，防止磨损，硬结消退后应及时停止冷敷。

3. 减少骨隆突部位受压时间，避免按摩

对易发生压疮的患者应经常检查受压部位并记录。有关研究表明，按摩无助于预防压疮，因软组织受压变红是正常的保护性反应，解除压力后一般 30～40 分钟褪色，不会形成压疮，无须按摩，如持续发红，则表明软组织损伤，按摩必将加重损伤。尸检证明，凡经按摩的组织显示浸渍和变性，未经按摩的组织无撕裂现象。

4. 药物预防

选用碘伏、凡士林外涂局部受压处。碘伏具有使组织脱水、扩张血管、促进血液循环、软化和消散硬结的作用，对黏膜无刺激，无腐蚀性，涂于局部可在表面形成一层极薄的杀菌薄膜，缓慢持久地释放出有效碘，能保持长时间的杀菌作用，防止细菌的侵入。凡士林能在局部形成封闭性油膜，有缓解局部垂直压力、减少皮肤擦伤、延长翻身时间的作用。

5. 营养支持疗法

供给患者高能量、高蛋白、高维生素饮食，必要时可把鸡、鱼、蛋、瘦肉等加工成糊状给予鼻饲。只要胃肠消化功能好，可不计喂食次数，尽可能通过消化道提供足够的营养。根据需要给予白蛋白、血浆、全血、氨基酸输入，并注意维生素 C 和锌剂的补充。

6. 采用各种医疗器械预防压疮

可采用能减轻组织压力或使软组织交替承受压力的器械。减轻压力的器械以气垫最好，其次为水垫，如股骨颈骨折的老年患者，还可以使用高规格的泡沫床垫，能有效地减少压疮的发生。在没有上述条件的情况下，传统的勤翻身、勤按摩（每 2 小时一次），保持床单位的清洁、干燥，也能有效地预防压疮的发生。

（四）压疮的治疗

1. 物理治疗

氧气吹气疗法：患者取舒适卧位，暴露创面，常规消毒压疮处，去除腐肌和痂块，用吸

氧面罩距皮肤约 1 cm 罩住患处,持续吹氧 4～8 L/min,20～30 分钟 / 次,2 次 / 天,10～14 天 / 疗程。此法取材容易,简单易行,效果较佳。

鸡蛋皮内膜治疗法:首先消毒创面,用 0.1% 苯扎溴铵彻底消毒,然后将新打开的鸡蛋皮内膜轻轻剥离下来,平整地敷于创面上,如膜下有气泡,应以无菌棉球轻轻挤压,使之排出,待干后方可翻动或以无菌敷料覆盖,每日换药 1 次。轻者 2～3 天痊愈,重者 5～7 天痊愈,适合社区患者使用。

2. 药物治疗

甲硝唑和磺胺嘧啶银、维生素 B_{12}:甲硝唑、磺胺嘧啶银和维生素 B_{12} 联合进行创面消毒后,用甲硝唑棉球清创,取磺胺嘧啶银和维生素 B_{12} 搅成糊状涂于创面,无菌纱布覆盖,1 次 / 天,治愈率为 89.47%,总有效率为 100%。

双黄连粉针剂局部常规消毒:用双黄连粉针剂 0.6 g(1 支)均匀涂于压疮溃疡面上,盖以无菌纱布固定,每日换药 1 次,10～14 天为 1 个疗程。

山莨菪碱稀释液外敷:将山莨菪碱注射液加 0.9% 氯化钠溶液配成 0.2% 的山莨菪碱稀释液,感染创面可加入庆大霉素 8 万～16 万 U。创面用 0.9% 氯化钠溶液冲洗后,将山莨菪碱稀释液浸泡的敷料敷在创面上,再盖 4 层纱布固定,每日更换 1 次。

西瓜霜喷剂联合呋喃西林:用呋喃西林冲洗创面待干后,将西瓜霜喷剂均匀喷洒在创面上,范围要超出溃疡疮面周围皮肤。治疗溃疡期压疮效果好,操作简单,无不良反应。

湿润烧伤膏:将湿润烧伤膏涂于创面约 1 mm 厚,用凡士林油纱布覆盖后以无菌纱布包扎,每日换药 3 次。对于Ⅲ期、Ⅳ期压疮创面,纱布覆盖的厚度要与皮肤持平。对于皮下潜行区域,将湿润烧伤膏制成油纱布后填于腔隙内,用无菌纱布覆盖。

抗疮凝胶治疗Ⅱ期溃疡型压疮:将创面清理干净后把抗疮凝胶涂在创口处,每日换药 1 次,疗程 4 周。

马应龙麝香痔疮膏:清创消毒后将马应龙麝香痔疮膏均匀地涂于压疮创面,用无菌敷料覆盖创面并包扎,松紧适宜,每日换药 2 次,7 天为 1 个疗程。

芦荟胶:Ⅰ期、Ⅱ期压疮患者,直接涂敷芦荟胶,红外线烤灯局部照射 20 分钟。Ⅲ、Ⅳ期压疮常规消毒,消除坏死组织,消毒创面后红外线烤灯局部照射 20 分钟,用无菌棉签将芦荟胶均匀涂敷于压疮创面及周围皮肤,量不宜过多,再行局部照射 20 分钟,暴露患部,3 次 / 天,适用于社区患者。

莫匹罗星软膏外敷加红外线局部照射:将莫匹罗星软膏涂搽在患处,3 次 / 天,涂以软膏后用红外线烤灯局部照射 30 分钟,3 次 / 天,直至压疮创面干燥结痂时停止,对深Ⅱ期压疮效果好。

凝胶敷料:清洁疮面及四周,然后用凝胶直接涂于疮面(包括焦痂创面),再根据疮面大小贴敷透明薄胶贴,其更换的频率依分泌物的多少而定,一般压疮去焦痂清创期每天

2～3次，以后每天1次。

3. 外科治疗

对有窦道形成的压疮可用"T"形管倒置引流冲洗暴露的骨面，有无效腔覆盖及填塞可行岛状皮瓣或肌皮瓣移植修复术。对骶尾部严重的压疮可行骶尾部巨大筋膜皮瓣旋转术。

4. 中药治疗方法

中药治疗压疮的主要原则是清热解毒、活血祛瘀、去腐生肌。Ⅱ、Ⅲ期压疮在常规清创后或经上述物理治疗后，可用红花水湿敷，取其活血、舒经通络之用；也可用双料喉风散喷敷，取其抗菌、解毒、生肌、收敛止痛的作用。还可用中药云南白药、生肌散喷敷以及三七鲜叶、青黛散外敷和麝香浸泡液湿敷等，均可促进Ⅱ、Ⅲ期压疮的愈合。

二、便秘

便秘是一种常见的并发症，它不仅给住院患者带来心理上的痛苦，同时也对术后康复产生不利影响，在骨科病房，便秘的发生率是非常高的。便秘是指个体正常的排便习惯改变，排便次数减少，排出过于干硬的粪便，且排便不畅或排便时困难。排泄是人体的基本生理需求之一，而经肠道排泄又是人体主要的排泄途径，一旦发生障碍，将直接影响生理功能的正常运行。骨科患者发生便秘较为常见，患者常常会食欲减退、腹胀、腹痛，为了有效地治疗和预防便秘，维持排泄功能，确保生理平衡，促进患者康复，现就便秘原因分析与护理对策综述如下。

（一）原因分析

1. 心理因素

骨科患者多属意外伤，在毫无思想准备的情况下，往往会产生焦虑、紧张、抑郁的心理，这些消极因素可引起并加重自主神经紊乱，影响胃肠道的运动和内分泌功能，引起胃肠道动力性疾病和功能紊乱。同时，消极的情绪可影响食欲，使患者食欲减退，而少量食物残渣对直肠壁产生的压力过小，不足以引起排便反射，从而引起便秘。

2. 饮食不当

长期进食精细食物，食物中植物纤维含量太少。植物纤维在胃肠内不易被消化吸收，可增加结肠、直肠内容物的量，刺激肠蠕动，促进排便。食物中植物纤维缺乏时可引起肠蠕动迟缓，发生便秘。饮水不足也是便秘发生的原因。手术日需禁饮、禁食，而前日晚上摄入过多的蛋白质及脂类食物，会导致术后早期肠蠕动受到抑制，食物残渣蓄积而发生便秘。

3. 骨科疾病的影响

脊柱疾病，包括脊髓损伤、腰椎间盘突出等。脊髓损伤可影响排便的动力肌，即膈肌、腹肌、肛提肌与肠平滑肌，前三组肌肉的作用主要是提高腹压，促进排便；肠平滑肌可保持一定的张力，促进肠蠕动，从而引起排便。脊髓受损发生截瘫者，排便动力肌不同程度受损，排便动力减弱，肠道壁的感受器敏感性下降，不能及时感受大便刺激，同时传导神经受损，不能将排便信号传给大脑产生反射，从而使大便滞留引起便秘。

4. 麻醉及镇痛泵的作用

骨科手术多采用全麻，麻醉剂使排便中枢活动发生抑制，不能形成排便反射。镇痛泵的使用也十分广泛，其中某些镇痛药如曲马多等，使肛门括约肌缺乏协调性而使粪便不易排出。

5. 疼痛的影响

部分患者因术后伤口疼痛，或本身疾病所致疼痛，或惧怕使用便盆引起伤口疼痛而不敢排便，使粪便在肠道内蓄积过久。另外，疼痛也是患者不愿翻身和进行床上活动的原因，从而使肠蠕动减弱。

6. 年龄因素

年龄大于60岁的患者由于肠道功能易发生变化，消化液分泌减少和胃肠蠕动减慢等原因，极易发生便秘。

7. 排便习惯及环境的改变

对于绝大多数人来说，排便是有规律的，并在固定的场所进行，而对于骨科卧床患者而言，由于病情的影响，转为床上排便，患者对排便习惯的改变未适应，从而造成便秘。另外，在传统文化上，排便是一件非公开的事情，排便所制造的气味和声音很容易传出去，使患者的情绪紧张，可使排便的动力肌紧张，抑制排便，导致便秘。

8. 药物因素

临床上应用的某些药物常引起胃肠道的不良反应，如环丙沙星等导致患者胃肠功能紊乱，引起便秘。

（二）护理对策

对于便秘患者，首先应评估了解便秘的程度以及是否伴有头昏、腹胀、乏力等不适，以便能根据便秘的轻重缓急给予对症处理。询问病史，了解症状，包括目前的便秘情况、既往排便规律、有无便秘史、患者的饮食结构、患者有关便秘知识的认知程度等。根据评估的结果，护理措施如下。

1. 饮食指导

便秘患者往往术后长时间禁食，导致水果量、蔬菜量、主食量及饮水量等不足。术后禁食时间是骨科术后患者发生便秘的危险因素，术后禁食时间每增加1天，其便秘的危险性将增加6.377倍，而多吃水果、蔬菜可防止便秘发生，是保护性因素。有报道显示，患者禁食7小时以上会出现恶心、呕吐，从而食欲不佳。此外，部分患者担心床上排便，忽视便意，可进一步导致大便干硬，排便困难。

根据以上分析，提出以下建议：术后应告诉患者尽快恢复饮食，对于骨科手术患者，因手术部位未涉及腹部，不引起或很少引起全身反应，麻醉清醒后，无恶心、呕吐即可进食；患者饮食中每日水果与蔬菜量不少于 250 g；保证每日饮水量大于 2 000 ml；保证每日主食量，避免以鸡肉、猪肉等动物性食物作为主食。饮食指导应遵循个体化原则，进行正确指导，对不重视营养的患者应及时向患者及家属讲解饮食结构合理的重要性，应补充高蛋白、高能量食物。一日三餐主食，粗粮和细粮合理搭配，多吃含纤维素的食品，如大米、小麦、玉米、青菜等；多吃含 B 族维生素的食物，如粗粮、酵母、豆类等，以增加肠道的张力，促进肠蠕动，减少便秘发生。对于术后患者，建议术后第一餐以流质饮食为主，量约 400 ml，每日晨起饭前先喝 1 杯温开水，每日饮水量大于 2 000 ml。术后 3 天内少食甜食，有便秘倾向的患者，应清淡饮食，适量运动，必要时可口服润肠药，但润肠药不能长期使用，否则可引起药物依赖，造成顽固性便秘。另外，进食要有规律，应定时定量，饭菜应新鲜可口，进食不能过快，忌辛辣食物。

2. 腹部按摩

患者取仰卧位，双膝屈曲，腹部放松，双手重叠（左手在下，右手在上）置于右下腹部，沿升结肠、横结肠、乙状结肠方向反复推展按摩，使腹部下陷约 1 cm，幅度由小至大，直至产生肠蠕动，每天 1 次，每次 10 ~ 15 分钟，于每日早餐后 30 分钟进行，或排便前 20 分钟进行。

3. 心理护理

护士的言语对缓解患者的紧张情绪有直接影响。护士要向患者解释发生便秘的原因及预防措施，消除其思想顾虑，并及时给予疼痛评估及处理；指导患者卧床排便，养成床上按时排便的良好习惯；对于新入院的患者应详细介绍病区环境、作息制度等，使患者尽快熟悉环境与人员，放松心情；及时更换污染被单，同时多对患者进行相应的健康宣讲。

4. 把握健康的生活方式

生活要有规律，如早睡早起、不熬夜、戒酒；保持心情愉快，避免紧张；改变不良的生活习惯，睡前禁食，以减轻胃肠负担，减少腹压。增强机体抵抗力和胃肠功能，坚持每日做一次肛门收缩活动。

为患者提供一个合适的环境，要求环境安静、卫生，减少人员流动，向病室其他人员做好解释工作，取得理解。患者便秘时，要求探视者及异性陪护尽量暂时回避，用屏风遮挡。鼓励患者活动，骨科患者不能下床时，应在床上多活动，除骨折处外，其余肢体、躯干都应做相应的活动，如抬臀、肢体活动、腰背肌活动以及腹部按摩，每日 3 次，定时活动。

5. 药物治疗

灌肠药物：开塞露。开塞露 2 支灌肠加腹部自我按摩。对于便秘超过 5 天者可用灌肠方法排出大便。

缓泻药物：临床常用番泻叶 3 ~ 9 g 浸泡于 100 ~ 200 ml 开水中取代茶饮用，一般老年体弱者服用 100 ml 左右，体质较好者可服 150~200 ml，通常在服用后 4~10 小时开始排便，可排便 2~5 次。

骨科患者发生便秘后，通过以上积极处理，能及时有效解除患者便秘，从而减少并发症，促进患者身体的恢复。

三、肺部感染

（一）原因分析

肺部感染也称下呼吸道感染，是老年人常见病、多发病。据有关资料报道，肺部感染在老年人感染性疾病中占首位，且为主要的死亡原因。临床证明，这与其生理、病理、临床等一系列的特殊性有关。在骨科老年卧床患者预防肺部感染的护理中，有针对性地进行合理护理十分重要。

（二）护理对策

1. 大力预防

老年人院内获得性肺部感染的危险性高，医护人员要提高对医院感染的重视程度，加强对医院感染的监控力度，感染监控护士应自觉履行职责，做好监控工作，定期进行空气消毒，加强紫外线空气消毒机的使用管理及强度监测。督促护士自觉遵守消毒隔离制度，严格执行无菌技术操作规程，对侵入性操作应严格按无菌消毒原则处理，按无菌技术操作规程操作；同时监测工作要勤、要细、要认真，最大限度地控制院内感染菌群。

2. 加强患者的健康教育

以老年卧床患者的生理、病理特点为基础，给患者讲解相关的医学知识，说明预防肺部感染的原因、意义、对疾病的影响、如何配合，使患者心中有数，增强患者的信心。根据病情，告知患者卧床与活动应因人而异，如下肢骨折、骨牵引的患者可采取半坐卧位或者坐位，手术后尽可能减少卧床时间，在病情允许的情况下鼓励患者使用拐杖在室外散步。

3. 树立整体护理观念

由于老年人自身免疫力低下，除加强基础病的治疗外，还需加强支持疗法、合理饮食，以保证患者获得足够的营养，提高机体的抗病能力，这也是增进抗生素疗效、促进治愈的重要因素。

4. 做好患者的心理护理

骨科老年卧床患者由于其住院时间长等因素，患者容易产生抑郁心理，要做好患者的心理护理。

5. 对截瘫患者家属的指导

由于截瘫患者长期卧床，缺乏自理能力，对其家属的护理指导主要是预防并发症的发生，特别注意预防压疮、肺部及泌尿系统感染。

6.出院后复查及出院指导的重要性

根据病情和骨折固定时间、治疗时间和功能锻炼方式方法等确定患者来院复查时间,以了解骨折愈合情况以及固定物的解除时间,离院后如出现任何不适均应及时来院复查,以免造成不良后果。出院指导是现代整体护理模式的重要组成部分,实践证明,重视出院指导,提高患者及家属的康复知识和参与意识,可以减少因院外康复知识的缺乏而出现的畸形愈合、废用综合征。

第四章 骨科康复训练及护理规范与流程

第一节 使用矫形器的护理规范

一、矫形器的使用目的

矫形器是一种以减轻骨骼肌肉系统的功能障碍为目的的体外支撑、保护、矫正、辅助或替代装置，借助外部机械结构对运动器官起辅助治疗及康复作用。

二、使用矫形器的护理

（一）一般护理

全面了解患者的病情，向患者及家属解释矫形器的作用、重要性，帮助患者选择经济、实用的矫形器。

（二）心理护理

向患者讲解佩戴矫形器的目的、治疗效果及康复作用，详细指导患者佩戴时间、佩戴方法，消除患者顾虑，取得合作。

（三）使用矫形器的护理要点

1. 使用肩部矫形器的护理

检查外展包的位置是否准确，随时进行调整；腋下保持干燥，必要时可垫毛巾；严密观察患肢手指的血液循环情况、感觉情况、活动情况。使用锁骨带的患者维持双肩后伸位，锁骨带松紧适宜；观察桡动脉，手指感觉、活动情况。

2. 使用肘部矫形器的护理

使用衬垫保护，避免压疮、血管神经损伤，注意松紧度，防止因矫形器过紧而影响上肢血液循环。

3. 使用腕关节、手部矫形器的护理

观察矫形器的边缘制作是否光滑，以防刺伤皮肤；指导患者正确使用矫形器，在医护人员指导下调整牵引力量，手术后 10～14 天开始佩戴，严密观察患肢指端末梢血液循环，功能性矫形器牵引力以患者能忍受为度，矫形器牵引力过大致使指端苍白时应减少牵引力。

4. 长期使用脊柱矫形器的护理

长期使用脊柱矫形器的患者会出现不同程度的肌无力，对脊柱矫形器产生依赖性。因此，在不影响疾病的前提下，应该尽量缩短使用时间。长期使用固定性强的脊柱矫形器可引起关节挛缩，阻碍脊柱运动，穿用期间应适当脱下，在医护人员指导下进行针对性锻炼。佩戴脊柱矫形器时，松紧适宜，使之与身体紧密接触，骨隆突部位加衬垫。

5. 使用下肢矫形器的护理

使用膝关节矫形器时应使用衬垫保护，尤其是胫骨前方等骨隆突部位行衬垫保护时，应避免压疮。当使用踝足矫形器时必须预防下肢痉挛，加强穿戴矫形器前后的步态和步行能力的康复训练。

第二节 床上运动及转移护理规范

一、床上运动及转移训练适应人群

因各种原因长期卧床的患者；脊髓损伤、脑血管意外、脑外伤、脊髓灰质炎后遗症等导致运动神经元损伤后，肢体部分或完全瘫痪，完成转移动作相关的关键肌肌力达到 2 级或者 3 级的患者。

二、床上运动训练

（一）床上撑起运动步骤及护理要点

①协助患者坐起，患者在床上取伸膝坐位，身体前倾，两手掌平放在床上。将书或者其他物品放于患者手下。患者肘关节伸直，用力撑起，使臀部离床并向上抬起。保护好患者，让患者做前后左右移动。

②运动后协助患者取舒适卧位，整理床单位。

③观察患者的主观反应，记录执行时间及运动后反应。

（二）床上横向运动步骤及护理要点

①移向右侧时，将健侧下肢伸到患侧下肢的下方，用健足勾住患足向右移动。健侧下肢屈曲，用健足和肩支撑起臀部，同时将下半身移向右侧，将头缓慢移向右侧。向左移动与此类似。

②运动后协助患者取舒适卧位，整理床单位。

③观察患者的主观反应，记录执行时间及运动后反应。

（三）床上坐位向前向后运动步骤及护理要点

①嘱患者在床上取坐位，身体前倾，两手交叉向前，或双手放于体操棒上。辅助患者将抬起的一侧臀部向前或向后移动，犹如患者用臀部行走。

②运动后协助患者取舒适卧位，整理床单位。

③观察患者的主观反应，记录执行时间及运动后反应。

三、转移训练

（一）从仰卧位到床边坐位训练步骤及护理要点

①患者仰卧，患侧上肢放于腹上，健足放于患侧足下呈交叉状。护士位于患者健侧，双手分别扶于患者双肩，缓慢帮助患者向健侧转身，并向上牵拉患者双肩。患者屈健肘支撑身体，患者躯体上部被上拉的同时患者伸健肘，手撑床面。健足带动患足一并移向床沿，两足放于地面，整理患肢、患足呈功能位。

②根据患者病情可指导坐位三极平衡训练。

③训练完成后协助患者取舒适卧位，整理床单位。

④观察患者的主观反应，记录执行时间及运动后反应。

（二）从坐到站的转移训练步骤及护理要点

①协助患者将足跟移动到膝关节重力线的后方。协助患者身体前倾，操作者面向患者站立，双下肢分开位于患者双腿两侧，用双膝夹紧患者双膝外侧以固定，双手托住患者臀部或拉住腰带，将患者向前上方拉起。患者双臂抱住操作者颈部或双手放于操作者肩胛部，同操作者一起向前向上用力，完成抬臀、伸腿至站立。协助患者调整重心，使双腿下肢直立承重，维持站立平衡。

②坐位转移到站立位，患者应具备 1～2 级站立平衡能力。

③训练完成后协助患者取舒适卧位，整理床单位。

④观察患者的主观反应，记录执行时间及运动后反应。

（三）床－椅转移训练步骤及护理要点

①床－椅转移运动有以下几种形式：

a. 站立位转移法：推轮椅到床旁，与床呈 30°～45°，刹住车闸，翻起脚踏板，协助患者坐于床边。协助患者双足着地，躯干前倾；操作者面向患者站立，协助患者从坐位到站位。患者站稳以后，操作者以足为轴慢慢旋转患者躯干，使患者背部转向轮椅，臀部正对轮椅正面，使患者慢慢弯腰，坐至轮椅上；翻下脚踏板，将患者双足放于脚踏板上。

b. 床上垂直转移法：将轮椅正面向床，垂直紧靠床边，刹住车闸。帮助患者取床上坐位，背对轮椅，躯干前屈，臀部靠近床沿，双手向后伸抓住轮椅扶手，操作者站在轮椅的一侧，一手扶住患者的肩胛部，一手置于患者的大腿根部，患者上肢用力将臀部抬起向后上方移动，操作者协助患者，使患者的臀部从床上移动到轮椅上，打开车闸，挪动轮椅离床，使患者足跟移至床沿，刹住车闸，将双足放于脚踏板上。

②训练完成后协助患者取舒适卧位，整理床单位。

③观察患者的主观反应，记录执行时间及运动后反应。

四、床上运动及转移训练注意事项及防范处理

①床上运动及转移训练操作时应注重患者的心理护理，使患者配合。体位转移前消除患者的紧张、对抗心理，以配合转移，护士应详细讲解转移的方向、方法和步骤，使患者处于最佳的起始位置。

②转移前护士应评估患者能力，如瘫痪的程度和认知情况，需要的方式和力度的大小等。进行转移前，应先计划移动的方法、程序和方向，并详细分析患者的身体位置、患者所要完成的动作、辅助器具的位置及操作等。

③转移时的空间要足够，床、椅子之间转移时，椅子或者轮椅等放置的位置适当，去除不必要的物件。转移时，两个平面之间的高度尽可能相等，两个平面应尽可能靠近，两个平面的物体应稳定，如轮椅转移时必须先制动，椅子转移时应放置椅子在最稳定的位置等。

④转移时应注意安全，避免碰伤肢体、臀部、踝部的皮肤，帮助患者穿着合适的鞋、袜、裤，以防跌倒。

⑤患者和护士采用较大的站立支撑面，以保证转移动作的稳定性，护士在患者的重心附近进行协助，要注意搬移的正确姿势。

第三节　助行器的训练及护理规范

一、助行器训练的适用人群

主要适用于步态不稳、下肢缩短、一侧下肢不能支撑或步态不平衡的患者，如瘫痪患者、下肢肌肉功能损伤和肌力偏弱的患者。

二、助行器训练的禁忌证

阿尔茨海默病、认知低下而不能独立使用助行器的患者禁用。

三、助行器（拐杖）的训练步骤及护理要点

（一）评估

由管床医生对患者进行必要的检查。

（二）方法

确定应选用的助行器种类，开出助行器处方并制订训练方案。

（三）准备

针对个体需要，准备好相应的助行器。

（四）拐杖的选择

根据患者情况选用拐杖类型。

拐杖长度的选择：患者穿上鞋或下肢矫形器站立，肘关节屈曲30°，腕关节背伸，小趾前外侧15 cm处至背伸手掌面的距离即为手杖的长度，身长减去41cm即为腋杖的长度。

（五）拐杖的使用

①交替拖地步行：将一侧拐杖向前方伸出，再伸另一侧拐杖，双足同时拖地向前移动至拐脚附近。

②同时拖地步行：双拐杖同时向前方伸出，双足拖地移动至拐脚附近。

③摆至步：先将双拐杖同时向前方伸出，然后支撑身体重心前移，使双足离地，下肢同时摆动，将双足摆至双拐杖落地点的邻近着地。

④摆过步：先将双拐杖同时向前方伸出，然后支撑身体重心前移，使双足离地，下肢向前摆动，将双足越过双拐杖落地点的前方并着地，再将双拐杖向前伸出以取得平衡。

⑤两点步：一侧拐杖与对侧足同时迈出为第一落地点，然后另一侧拐杖与其相对应的对侧足再向前迈出作为第二落地点。

⑥三点步：先将双拐杖向前伸出支撑体重，迈出患侧下肢，然后迈出健侧下肢。

⑦四点步：步行顺序为伸左拐杖、迈右腿；伸右拐杖、迈左腿；每次移动一个点后，保持四个点均在地面，如此反复进行。

第四节　日常使用自理辅助器具指导规范

一、日常生活自理辅助器具的适用人群

生活自理有一定困难，但应用自理辅助器具，改良用品、用具后能克服困难的患者。

二、日常生活自理辅助器具指导步骤及护理要点

1. 评估与物品准备

①评估患者运动功能、日常活动完成情况等，确定患者是否需要自理辅助器具。

②根据患者的功能障碍情况，确定患者所需使用的自理辅助器具的类型。

③准备好患者所需使用的自理辅助器具。

2. 进食适应性辅助用具应用

①对于手不能抓握或手功能受限的患者，可佩戴橡皮食具持物器。

②不能单手固定餐具或食物的患者可使用防滑垫、盘挡，或在餐饮用具下面安装吸盘等。

③根据需要，使用上肢支持设备、假肢、固定夹板、多功能固定带；使用手柄加粗、加长、成角、加弹簧或转动式的餐具。

3. 穿衣裤袜鞋适应性辅助用具应用

在接近衣领处安一个环或襻，脱衣时，将环拉起协助患者将衣服上提过头。用衣钩将衣袖上提至肩部或在腋窝水平协助将袖子脱下。用尼龙搭扣替代上衣或裤子的扣子、拉链等。在拉链上加上拉环，使手指对捏无力或不能者能够开关拉链。胸罩在前面开口，开口处用尼龙搭扣。下肢关节受限者可用穿袜自理辅助器具辅助穿脱。用吊袜吊替代穿袜用的拉襻。用长柄鞋拔、穿袜辅助具、拉链环和尼龙搭扣辅助穿鞋袜。

4. 做饭及清洗餐具适应性辅助用具应用

做饭及清洗餐具辅助用具包括改造切菜板、海绵、湿毛巾或吸盘、双耳壶、有钉子的切菜板、瓶罐开启器、手柄加粗厨具、多功能固定带、长把拾物器等。

5. 转移适应性辅助用具应用

按肢体功能障碍程度选用自理辅助器具，包括扶手、绳梯、帆布扶手装置、防滑手套、转移滑板、脚驱动轮椅或电动轮椅等。

6. 个人卫生适应性辅助用具应用

应用电动牙刷、电动剃须刀、固定在水池边的刷子，如手柄加粗、加长、成角的牙刷、梳子，带有吸盘的刷子或牙刷，在剃须刀上安装便于持握的结构，大号指甲刀固定在木板上修剪健侧手指的指甲。

洗澡：应用坐便椅坐位淋浴；辅助患者借助长端的海绵刷擦洗背部和远端肢体；抓握扶手协助患者站起；安装长把开关水龙头，有助于患者拧开水龙头。

如厕：上肢关节活动受限、截肢或手指感觉缺失者使用安装在坐便器上的自动冲洗器及烘干器清洁；肌力弱或协调性差者在如厕和清洁时可采用扶手保持稳定；采用可调节坐便器有助于下肢关节活动受限者；夜间在床旁放置便器，以免如厕不便；尿裤或床垫用于大小便失禁者。

三、日常生活自理辅助器具训练注意事项

1. 心理护理：因日常生活能力障碍或丧失，患者易产生悲观、焦虑、急躁或绝望的情绪。护士要及时全面了解患者对疾病的认知程度，鼓励患者正视伤残，耐心指导、讲解生活自理辅助器具应用目的及注意事项，帮助患者树立起生活的勇气和信心，使其处于良好的身心状态，配合后续的治疗和护理。

2. 切实根据患者的实际需要选择自理辅助器具。

3. 向患者及家属示范和解释如何使用自理辅助器具（必要时写下书面指导）。

4. 指导和协助患者清洗自理辅助器具，追踪随访，包括再评定、自理辅助器具保养和必要的维修。

5. 教育患者自理辅助器具的使用不能代替患者全面康复，应与其他康复治疗方法相配合，以达到最佳的康复效果。

6. 给予患者积极的肯定与鼓励，做好患者及家属的思想沟通工作，强调通过辅助器具达到生活自理是一个缓慢的过程，不能急于求成，过度训练反而会影响康复效果。

7. 训练前协助患者妥善固定好辅助器具，训练时，对患者整体情况进行观察，如患者有不适感，及时与康复医生联系，调整训练内容。

8. 密切观察，有效监督与指导。训练过程中，注意观察患者的活动情况及心理反应，若发现不适，及时给予处理；训练时应有护士陪伴，给予患者正确的指导。

第五章　上肢骨折的康复护理

第一节　锁骨骨折的康复护理

锁骨呈"S"形架于胸骨柄与肩峰之间，是连接上肢与躯干的唯一骨性支架。锁骨位于皮下浅表，受外力作用时易发生骨折，发生率占全身骨折的 5% ~ 10%。多发生在儿童及青壮年。

一、术后康复锻炼

早中期骨折急性损伤经处理后 1 ~ 2 天，在无其他不宜活动的前提下，即可开始功能锻炼。

手术后第 1 周：做患肢近端与远端未被固定的关节所有轴位上的运动，如握拳、伸指、分指、腕肘的屈伸、前臂旋前和旋后等主动练习。

手术后第 2 周：增加肌肉的收缩练习，如捏小球、抗阻腕屈伸运动等。

手术后 3 ~ 4 周：可以适当增加抗阻肘屈伸与前臂旋前、旋后运动等。骨折基本愈合，外固定去除后，主要是恢复肩关节的活动度。常用的方法有被动运动、主动运动、助力运动和关节主动牵伸运动。练习的幅度和运动量以不引起疼痛为宜。

手术后第 5 周：患肢用三角巾或前臂吊带悬挂于胸前，站立位，身体向患侧屈，做肩前后摆动，身体向患侧侧屈并略向前倾，做肩内外摆动。做肩关节各轴位的主动运动、助力运动和肩带肌的抗阻练习。如果恢复情况较好，可以适当增加肩外展和后伸主动牵伸，双手持棒上举，将棍棒放颈后，使肩外展、外旋。

手术后第 6 周：增加肩前屈主动牵伸，肩内外旋牵伸，双手持棒体后下垂，再将棍棒向上提，使肩内旋。

二、健康指导

①嘱患者戒烟酒、浓茶。

②嘱患者稳定情绪，避免不良刺激。

③注意适当休息，避免重体力劳动和剧烈运动。

④继续给予营养丰富、清淡、易消化、含钙丰富的饮食。多喝牛奶，牛奶富含钙、磷、钾，所含蛋白质和钙易于吸收，是骨折患者的适宜饮品之一。

⑤嘱患者注意加强患肢的功能锻炼，活动应循序渐进，活动范围应逐渐增加。

⑥嘱患者经常保持挺胸提肩姿势，练习手部及腕、肘关节的各种活动，并行肩关节外展、后伸运动。禁忌做肩关节前屈、内收等运动。告知患者除必须以卧位保持复位和固定者外，均可下地活动。

第二节　肱骨骨折的康复护理

肱骨骨折是指发生在肱骨的外科颈以下以及肱骨远端以上部位的长管状骨骨折。长骨干骨折一般不涉及周边关节，故而在术后康复时可相对多地去活动肩关节和肘关节，直至活动度恢复到健侧水平。

一、术后康复锻炼

手术当日：适当抬高患肢，间歇冰敷，可以适当配合肌内效贴布消肿镇痛。冰敷以低于体温20℃及以上为宜，每次不超过20分钟，伤口处不可直接接触冰和水。术后48小时内可以进行3～5次冰敷。

手术后第2天：开始被动活动肩关节（内、外、向头三个方向）和肘关节（屈伸），每个动作都是10次/组，一日3组以上。有吊带患者，活动结束之后，吊带仍需戴上。

手术后第3天：肩关节被动活动转为坐位（前后左右4个方向）。

手术后第4天：在被动活动时，患者逐渐发力主动参与。

手术后第2周：活动结束后在活动范围末端进行缓慢而长时间的牵拉，每次牵拉时间为2分钟，牵拉完毕休息30秒，继续牵拉，5次为1组，一日2～3组。

手术后第3周：开始主动活动肩肘关节，被动活动至最大角度，最晚到第6周肩肘活动度恢复至健侧水平。伸直牵拉结束后取一矿泉水瓶，手平置于桌面，在活动范围末端靠水瓶等重物进行牵拉，每次30分钟。如若活动度无法增加，则可将外固定持续牵拉计划加入训练计划中。

手术后第4周：开始肩关节爬墙训练、旋转训练，仅使用弹力带一倍的弹力。

二、健康指导

1. 门诊复查，影像学显示骨折愈合中，主治医生确认骨折处可以承重后，患者可开始肌肉力量性训练，使用哑铃开始肩关节上举，肘关节屈伸活动，哑铃从1.5 kg开始。

2. 肌肉稳定性训练，患者使用低于力量性训练30%重量的哑铃，上举整个手臂，保持在一定的角度10～30秒。

3. 剩余活动度恢复：患者可利用社区滑轮等进行最后的活动度练习，必要时前往康复科进行超声波和低剂量冲击波治疗，以软化瘢痕，增加活动度。有关节粘连的患者，可前往康复科行 1~3 级关节松动术。

第三节　尺桡骨骨折的康复护理

尺桡骨骨折是指前臂的尺骨、桡骨同时发生断裂的骨折。这种情况往往是由直接的暴力以及间接的暴力和扭转的暴力导致。尺桡骨骨折容易形成腕关节活动受限，桡尺关节远端僵硬，当活动度无法得到改善时，可改变外固定的塑形，进行低负荷的长时间牵拉。

一、术后康复锻炼

手术当日：适当抬高患肢，间歇冰敷，适当配合肌内效贴布消肿镇痛。冰敷以低于体温 20℃ 及以上为宜，每次不超过 20 分钟，伤口处不可直接接触冰和水。48 小时内可以进行 3~5 次冰敷。

手术后第 1 天：开始进行轻微握拳锻炼和前臂肌肉等长收缩锻炼，即绷紧—放松—绷紧—放松为一次，共 100 次，第 2 天 150 次，第 3 天开始每天 200 次，持续进行 60 天。周边关节（指、肘、肩关节）做微量活动，然后逐渐增大活动度（以手术关节不产生疼痛为宜），在无损伤的情况下活动次数越多越好。

手术后第 2 天：对手臂的肌群做轻柔按摩，轻度牵拉。被动关节活动，用健侧手帮助患侧手做四个方向的活动（以微微痛为度），循序渐进，少量多次。

手在头上方用 80% 的力量握拳（微痛为单次最大限度），少量多次，防止水肿，每组 5~10 下，每日 30 组。手指应该被动做到全范围活动，渐进到主动做到全范围活动。

手术后第 2 周：如果没有炎症，运动前应先进行患肢湿热敷。如果有外固定者，需询问医生相关情况后再进行训练（腕和前臂的主动活动范围运动）。进行尽力 30 秒极限屈曲，在极限位用健侧手帮助做患侧拉伸 30 秒；进行尽力 30 秒极限背伸，在极限位用健侧手帮助做患侧拉伸 30 秒；进行尽力 30 秒极限尺偏，在极限位用健侧手帮助做患侧拉伸 30 秒；进行尽力 30 秒极限桡偏，在极限位用健侧手帮助做患侧拉伸 30 秒。以上做完 1 次为 1 轮，5 轮为 1 组，每天 5 组，第 3 周开始每天 10 组，持续做到第 6 周，恢复所有活动度，但应避免暴力牵拉。

手术后第 3 周：①在屈肘 90° 且上臂贴近身体的状态下做前臂旋转训练（无痛），防止肩关节代偿。渐进至第 6 周复诊骨折处，可以承受压力再开始加大角度。②建议到康复科进行超声波、针灸、瘢痕软化治疗和用 CPM 机治疗。也可使用家用理疗设备。浸泡方剂需在痂完全脱落后再开始使用。③伤口闭合后，做轻柔的按摩和拉伸，以软化瘢痕。④如果肢体水肿变硬，冷敷、热敷交替进行。可使用与体温相差 15℃左右的冷热两块毛巾快速交替（3～5秒）敷在水肿处，每次 20 分钟，每日 3 次。

二、健康指导

门诊复查显示骨折愈合良好，医生确认骨折处可以承受压力后，患者可以开始如下活动。

①恢复日常活动：练习打字、写字。

②工作适应性训练：参与日常简单工作。

③肌力训练：等张和动力性抓握练习，如捏橡皮泥，使用弹力带训练力量和稳定性。

④抗阻力训练：以屈腕为例，患侧手尽力屈腕，健侧手或协助者阻挡患侧手屈腕，双手僵持不动，维持 3～10 秒，休息 3 秒，连续进行 5～10 次为 1 组，组间休息 30 秒，连续 3 组为 1 次，每日 3 次以上。

第六章　下肢骨折的康复护理

第一节　髋部骨折的康复护理

所谓的髋部骨折是指股骨（也就是大腿骨）的股骨颈、股骨转子间或股骨转子下处的骨折。一旦发生髋部骨折，患者通常会感到大腿或臀部疼痛，患肢无法负重、移动，出现变短或呈外翻状。这导致患者因疼痛无法坐起、床上翻身、如厕、行走等，严重影响日常生活。

一、术后康复锻炼

手术当日：适当抬高患肢，可使患肢处于生理体位，间歇冰敷。可以适当配合肌内效贴布消肿镇痛。冰敷温度以低于体温20℃及以上为宜，每次不超过20分钟，伤口处不可直接接触冰和水。当日可以进行1~3次冰敷。手术后第1天开始即可进行股四头肌肌肉等长收缩锻炼，即绷紧—放松—绷紧—放松为一下，共100下。

手术后第2、3天：持续第1天的训练，第2天150下，第3天开始每天200下，持续进行60天。如患者由于年纪大等其他因素导致难以交流，则可全部改为被动运动。

手术后第5天：扳机点点按，避开伤口，对手术部位周围的扳机点进行30秒/次的点按，力度适中，以感到酸痛感为宜，每日多次。

手术后第2周：髋关节被动屈曲训练，到第6周髋膝关节屈曲均达到90°。患者坐轮椅到医院复诊，如果没有炎症，可以对下肢进行热敷，咨询医生，获认可后，可以坐起，开始坐位平衡训练。

二、健康指导

术后第6周门诊复查，根据骨折愈合情况，术后6~12周开始负重练习（医生确认可以开始负重），以第6周可以负重为例，若负重推迟，则下列时间相应推迟。

负重练习时间及负重量：第7周由10 kg→自身重量的1/5，第8周由自身重量的1/5→自身重量的1/4，第9周由自身重量的1/4→自身重量的1/3，第10周由自身重量的1/3→自身重量的2/3，第11周由自身重量的2/3→自身重量的3/4，第12周由自身重量的3/4→自身重量的4/5，第13周由自身重量的4/5→自身重量逐渐过渡。

可在踩秤上进行量化，逐步增加负重量，股骨颈骨折愈合速度慢，老年患者不愈合率高，应定期复诊，及时调整方案。股骨转子间骨折、股骨转子下骨折髓内钉固定或者股骨颈骨折固定的患者愈合较快，可较早下地负重。（复查观察骨折线）髋部骨折术后患者常因疼痛、担心内固定不稳及伤口撕裂、双侧肌肉强度不均等一系列因素造成步态异常，常见的步态异常原因还有健侧过度负重、患侧过度负重、长短腿、高低肩、走路偏向一侧、单侧腰痛等。当达到第 8 周的负重量即可开始步态训练，可以做简单的步态训练，对着镜子不断来回缓慢行走，将自己的步态调整为正常步态，或至康复科进行专人指导下的专业步态及平衡性训练。

第二节 髌骨骨折的康复护理

髌骨骨折是较常见的损伤，以髌骨局部肿胀、疼痛，膝关节不能自主伸直，皮下淤斑以及膝部皮肤擦伤为主要表现的骨折。

一、术后康复锻炼

手术当日：返回病房之后，适当抬高患肢，给予间歇性冰敷。冰敷以低于体温 20℃ 及以上为宜，每次不超过 20 分钟，伤口处不可直接接触冰和水。每日可以进行 3 ~ 5 次冰敷。开始进行下肢肌肉等长收缩，即绷紧—放松—绷紧—放松为一下，共 100 下（髌骨在股四头肌收缩时会受到牵拉，因此该锻炼次数不宜过多）。

手术后第 2 天：继续手术当日的下肢肌肉等长收缩共 150 下。进行膝关节屈伸活动，跟骨不离开床。由被动运动逐渐过渡到主动运动。髋关节屈曲不超过 30°。

手术后第 3 天：继续手术当日的下肢肌肉等长收缩共 200 下，并持续 60 天。进行双侧脚踝力量性训练。抗阻力背伸和跖屈，脚踝用力蹬手，手抵抗住脚踝力量保持不动，手的抵抗力随脚踝发力逐渐上升；脚踝用力往上背伸，手抵抗住脚踝力量保持不动，手的抵抗力随脚踝发力逐渐上升。足弓刺激及脚趾间肌灵活性和力量训练，拇指按摩足弓，脚趾用力，手抵抗脚趾力量，手的抵抗力不变，脚趾缓慢用力活动；脚趾用力，手抵抗脚趾力量，手的抵抗力不变，脚趾缓慢用力活动。

CPM 锻炼：在牢固内固定基础上及术后保留硬膜外镇痛泵持续止痛的情况下进行，术后 1 ~ 3 天，膝关节屈曲终止角度不超过 40°。术后 3 天停止使用镇痛剂，术后 4 天以后应平均每 1 ~ 2 天增加 10°，2 ~ 3 次 / 天，一直锻炼到膝关节屈曲达 120° 后停止 CPM 锻炼。

手术后第 4 天：开始主动无重力伸膝、屈膝练习，侧卧位，患肢在上，患肢主动屈伸。被动踝泵牵拉小腿三头肌，家属帮助患者以极限角度进行踝泵运动，以牵拉小腿三头肌和防止术后水肿。

手术后第 5 天：开始进行扳机点点按，需避开伤口，对手术部位周围的扳机点进行每次 30 秒的点按，力度适中，以感到酸痛感为宜，每日多次。

手术后第 2 周：膝关节屈伸练习，主动屈膝训练。持续做被动屈膝、伸膝运动，以恢复其活动度。当膝关节活动度从 0°进展到 80°后，开始尝试坐位悬吊。

手术后第 3 周：坐位无负担后，在取得医生同意后进行无负重站立，单次站立时间不超过 5 分钟。

手术后第 4 周：开始特殊拉伸训练。进行屈曲训练时，患者可以坐在桌子或足够高的床边，健康的腿在手术一侧的腿之下，勾住患腿的脚踝，用健康的腿托住患腿。保证患腿的肌肉完全放松，重量都放到健康腿上。然后有控制地、缓慢地向下放，放得越低，患腿膝关节屈曲的角度也就越大。在感到明显的疼痛之后停下来保持不动，待 1~2 分钟组织适应了，疼痛就可能消失或者减轻，这时候再往下放。进行伸展牵拉时，患者可以坐着或仰卧平躺在床上，脚用枕头之类的东西垫高，让小腿和膝关节下面留出空隙。之后完全放松肌肉，靠腿的重量自然下垂达到完全伸直。

手术后第 5 周：继续第 4 周的牵拉训练以恢复全部的活动度，如果遇到活动度恢复瓶颈，则采用外固定在每次牵拉之后进行一个小时的牵拉固定。

二、健康指导

门诊复查 X 线片显示骨折线愈合良好，医生同意负重后，开始屈膝 60°锻炼马步桩站法。

马步桩站法方法：两脚平行分开，与肩同宽，膝向足尖，不可内收，背靠墙壁，小腿与地面角度接近垂直，膝关节屈曲约 60°。可两掌重叠放于小腹前，两眼平视前方，自然呼吸。每日 1 次，第 1 天做 2 分钟，第 2 天做 2 分钟，第 3 天做 3 分钟，第 4 天做 4 分钟，第 5 天做 5 分钟，以后每天 5 分钟。对比自由行走和 30°马步桩站法，此种方法更能有效改善股四头肌的肌力。

第三节　踝关节骨折的康复护理

踝关节由胫腓骨下端与距骨组成。其骨折、脱位是骨科常见的损伤，多由间接暴力引起踝部扭伤后发生。根据暴力方向、大小及受伤时足的位置不同可引起各种不同类型的骨折。

一、术后康复锻炼

手术当日：手术返回病房之后，适当抬高患肢，给予间歇冰敷。可以适当配合肌内效贴布消肿镇痛。冰敷以低于体温 20℃及以上为宜，每次不超过 20 分钟，伤口处不可直接接触冰和水。每日可以进行 3~5 次冰敷。开始进行下肢肌肉等长收缩，即绷紧—放松—绷紧—放松为一下，共200下，第2天500下，第3天开始每天1 000下，持续进行60天。

手术后第2天：开始膝关节屈曲和伸直练习。下压伸直膝关节，活动过程中在足部不受压力的情况下，进行膝关节下压训练。开始活动脚趾和做直腿抬高运动。

手术后第3天：①踝泵运动。屈伸动作，勾起脚尖在最大限度保持5秒，再缓缓下压至最大限度保持5秒，然后放松。绕环动作，下肢伸直，以踝关节为中心，脚趾尽量以最大幅度做360°绕环动作，顺、逆时针交替进行。持续而慢速活动，可增加踝关节的活动范围与循环。②踝关节写字。仰卧位，下肢伸直于身前，用蹋趾描绘中文，注意踝关节的活动。③踝关节内翻、外翻运动。转动足底使其朝向或远离面部。④跟腱牵拉（伸直位牵拉）。双手持毛巾末端并绕过足底，慢慢牵拉毛巾至亚极限，微感疼痛，程度应随时间推移逐渐加强。

手术后第2周：坐到床边开始尝试踝部自重悬吊，单次时间不超过5分钟，一日多次。待悬吊无负担后开始进行踝关节坐位抗重力上下活动。

手术后第8周：加强踝关节及下肢各项肌力练习，如静蹲练习、提踵练习、台阶前向下练习，以强化踝关节活动能力。

二、健康指导

回院复查，主治医生同意踝关节负重后，患者开始以下康复训练。踝关节及下肢负重练习，前向跨步练习，后向跨步练习，侧向跨步练习。也可进行徒手抗阻力训练，即用手替换沙袋，相对优点在于力量可以随时变换，但是考虑到方便原则，在单人训练时仍然推荐沙袋。

强化踝关节周围肌肉力量训练：坐位，在脚背绑一轻沙袋，给予脚背些许负重，做勾脚练习、踝内翻练习、踝外翻练习。沙袋的重量由500 g开始逐步增加。

第七章 关节脱位的康复护理

第一节 肩关节脱位的康复护理

一、肩关节脱位概述

（一）应用解剖学

肩关节由肩胛骨的关节盂和肱骨头构成，是典型的球窝关节。关节盂小而浅，边缘附有盂唇；关节囊薄而松弛，囊内有肱二头肌长头肌腱通过；关节囊外有喙肱韧带、喙肩韧带及肌腱加强其稳固性，唯有囊下部无韧带和肌腱加强，最为薄弱。肩关节脱位时，肱骨头常从下部脱出，脱向下前方。

（二）病因

肩关节创伤是肩关节脱位的主要原因，多为间接暴力所致。当上肢处于外展外旋位跌倒或受到撞击时，暴力经过肱骨传导到肩关节，使肱骨头突破关节囊而发生脱位。若上肢处于后伸位跌倒，或肱骨后上方直接撞击在硬物上，也可发生肩关节脱位。

（三）分类

根据肱骨头脱位的方向可分为前脱位、后脱位、上脱位及下脱位四型，其中以前脱位最多见。由于暴力的大小、力作用的方向以及肌肉的牵拉，前脱位时，肱骨头可能位于锁骨下、喙突下、肩前方及关节盂下。

（四）临床表现

患者有上肢外展外旋或后伸位着地受伤史，肩部疼痛、肿胀，肩关节活动障碍，有以健手托住患侧前臂、头向患侧倾斜的特殊姿势，即应考虑肩关节脱位的可能。检查可发现患肩呈方肩畸形，肩胛盂处有空虚感，上肢弹性固定。X线正位、侧位片及穿胸位片可确定肩关节脱位的类型、移位方向及有无撕脱骨折。

二、肩关节脱位的治疗

无论肩关节脱位的类型及肱骨头所处的位置是什么，均应首先采用手法复位、外固定方式治疗。手法复位前应准确判断是否有骨折，可行 CT 检查，以防漏诊。

（一）手法复位

一般采用局部浸润麻醉，用 Hippocrates 法复位。患者仰卧，术者站在患侧床边，于患者腋窝处垫棉垫，以同侧足跟置于患者腋下靠胸壁处，双手握住患肢于外展位做徒手牵引，以足跟顶住腋部作为反牵引力。左肩脱位时术者用左足，右肩脱位时则用右足。须持续牵引，且用力应均匀，牵引一段时间后肩部肌逐渐松弛，此时内收、内旋上肢，肱骨头便会经前方关节囊的破口滑入肩胛盂内，可感到有弹跳及听到响声，提示复位成功，再做杜加斯征检查，应由阳性转为阴性。

（二）固定方法

单纯性肩关节脱位复位后可用三角巾悬吊上肢，肘关节屈曲 90°，腋窝处垫棉垫固定 3 周，合并大结节骨折者应延长 1~2 周。部分病例关节囊破损明显，或肩带肌肌力不足，术后摄片会有肩关节半脱位，此类病例宜用搭肩位胸肱绷带固定，即将患肢手掌搭在对侧肩部，肘部贴近胸壁，用绷带将上臂固定在胸壁，并托住肘部，这种体位可以纠正肩关节半脱位。

（三）习惯性肩关节前脱位的治疗

习惯性肩关节前脱位多见于青壮年，一般认为系首次外伤脱位后造成的损伤，虽经复位，但未得到适当有效的固定和休息所致。由于关节囊撕裂或撕脱和软骨盂唇及盂缘损伤没有得到良好修复，肱骨头后外侧凹陷骨折变平等病理改变，关节变得松弛。以后在轻微外力下或某些动作时，如上肢外展外旋和后伸动作时，肩关节可反复发生脱位。

对习惯性肩关节脱位，如脱位频繁宜用手术治疗，目的在于增强关节囊前壁，防止过分外旋、外展活动，稳定关节，以避免再脱位。手术方法较多，较常用的有肩胛下肌关节囊重叠缝合术（Putti–Platt 氏法）和肩胛下肌止点外移术（Magnuson 氏法）

三、肩关节脱位的康复

（一）康复评定

应根据以下内容进行康复评定。

①脱位处疼痛类型和肿胀程度：脱位处为运动后疼痛还是静止状态时疼痛。

②骨质疏松情况：老年人常伴有骨质疏松症，X 线片或骨密度检测可确诊。

③肌力检查：了解患侧肌群及健侧肌群的肌力情况，肌力检查多以徒手肌力评定（MMT）法为主（检查时禁止做引起锁骨骨折断端发生运动的动作）。做耸肩动作，查锁骨周围肌群肌力，主要有胸锁乳突肌、肩胛提肌、斜方肌等（可与健侧做对比）；做肩关节前屈、后伸、外展、旋转等动作，可查三角肌、冈上肌、冈下肌、大圆肌、小圆肌等肌群肌力。

④关节活动度测量：肩关节活动角度，正常为前屈 180°、后伸 60°、外展 180°、内旋

90°、外旋 90°、水平内收 130°、水平外展 50°（伤后至 4 ~ 6 周不做全关节活动范围的运动，禁止做造成锁骨骨折断端发生移位的动作）。当锁骨骨折发生在远端时，需要重点了解肩关节的活动范围及受限程度。

⑤神经和血管损伤评估：若伴有神经损伤，会造成肩关节及肩以下部位感觉减退或消失（包括浅感觉、深感觉、位置觉等），运动功能完全或不完全丧失（包括肩关节部分运动及肘关节、腕关节和指关节屈伸运动）；若伴有血管损伤，局部可能出现青紫、淤斑或肿胀。

⑥局部肌肉是否有萎缩：受伤早期肌肉萎缩不明显，后期可能会出现失用性肌萎缩、关节周围软组织挛缩等。

（二）康复计划

具体康复计划如下。

①预防或消除肿胀。

②促进脱位愈合，防治骨质疏松症。

③加强肌力训练，防止失用性肌萎缩、关节周围软组织挛缩等。

④保持肘、腕、指各关节活动度，扩大肩关节的活动范围。

⑤改善局部血液循环，促进血肿吸收和炎性渗出物吸收。

⑥若伴有神经损伤，给予神经康复治疗。

（三）康复治疗

1. 第一阶段（伤后 1 ~ 2 周）

以肩关节缓慢被动活动为主，如握拳、伸指、分指、腕屈伸、前臂内外旋等练习，由肢体远端到近端进行训练，每日 1 ~ 2 次，每次 20 ~ 30 分钟，逐渐增加用力程度。术后 1 周内除训练时间外均需用前臂吊带悬吊患肢。72 小时后可用物理治疗。

（1）超声波治疗：局部接触移动法，每次 15 ~ 20 分钟，每日 1 次，10 日为一个疗程。

（2）超短波治疗：双极对置，无热或微热，每次 10 ~ 15 分钟，每日 1 次，10 日为一个疗程。

（3）红外偏振光治疗：垂直照射患部，以有温热感为宜，每次 15 ~ 20 分钟，每日 1 ~ 2 次，10 日为一个疗程。

2. 第二阶段（伤后或术后 2 ~ 3 周）

开始练习肩关节前屈、后伸运动；2 周后开始逐渐做有关关节向各方向的主动功能锻炼，如手拉滑车、手指爬墙等运动。

（四）康复评价

对患者康复治疗效果进行评价，评价结果如下。

①优：脱位正常愈合，达到或接近解剖复位，无局部畸形，X 线片示对线良好，肩关

节活动功能正常。

②良：脱位正常愈合，术后脱位略有移位，对线良好，肩关节活动功能正常。

③差：脱位明显畸形愈合，或有骨不连和再次脱位，肩关节活动功能受限。

四、肩关节脱位的护理

（一）护理评估

①一般情况评估：一般入院患者评估。

②评估有无其他损伤：患者有无软组织损伤、上肢神经功能及肱动脉损伤。

③评估 X 线片及 CT 检查结果：明确脱位的部位、类型和移动情况。

④评估既往健康状况：患者是否存在影响活动和康复的慢性疾病。

⑤风险因素评估：患者的日常生活活动能力（ADL）评定（巴塞尔指数）、压疮风险评估、患者跌倒和坠床风险评估。

⑥评估患者外伤史：青壮年和儿童是否有撞伤、跌倒且肩部着地史，新生儿是否有难产、上肢和肩部过度牵拉史，从而估计伤情。

⑦评估患者有无骨折特有体征：是否有局部肿胀、疼痛、畸形症状；是否有肩部下垂、异常活动、骨擦感或骨擦音的体征。

（二）护理诊断

①疼痛：与创伤有关。

②肢体肿胀：与脱位有关。

③自理能力缺陷：与脱位肢体固定后活动或功能受限有关。

④焦虑：与疼痛、担心疾病预后有关。

⑤潜在并发症：周围血管神经功能障碍等。

⑥知识缺乏：缺乏脱位后预防并发症和康复锻炼的相关知识。

（三）护理措施

1. 术前护理及非手术治疗护理

（1）心理护理

脱位后，患者因担心肩胸部畸形，影响美观和功能，可能会产生心理障碍。护士应讲解疾病相关知识，增强患者信心。剧烈疼痛会导致患者情绪危机，使其产生焦虑、紧张、烦躁等心理变化。护士要经常巡视病房，多与患者交谈，帮助患者正确面对现实，尽快进入患者角色。耐心细致地讲解手术过程及术前、术中、术后注意事项。讲解手术后相关功能锻炼，增强患者战胜疾病的信心，建立信任感和安全感，使患者以最佳心态接受治疗。

（2）饮食护理

术前加强饮食营养，宜选择高蛋白、高维生素、高钙、高铁、膳食纤维及果胶成分丰富的食物，如适量食鱼类、肉类以及新鲜水果、蔬菜。有消瘦、贫血等情况的患者，可选择静脉输入营养物质，如 20% 脂肪乳剂、复方氨基酸等。

（3）休息与体位

局部固定后，宜卧于硬板床，取半卧位或平卧位，避免侧卧位，以防外固定松动。日间活动不宜过多，尽量卧床休息，离床活动时用三角巾或前臂吊带将患肢悬吊于胸前。

（4）肿胀护理

①用物理疗法改善血液循环，促进渗出液的吸收。损伤早期（伤后 3～5 日）局部冷敷，以降低毛细血管的通透性，减少渗出，减轻肿胀。晚期（5 日后）热敷可以促进血肿、水肿的吸收。

②如肢体肿胀伴有血液循环障碍，应检查石膏固定是否过紧，必要时拆开固定物，解除压迫。

2. 术后护理

（1）休息与体位

患侧上肢用三角巾或前臂吊带将患肢悬吊于胸前，平卧时去枕。

（2）术后观察

①与麻醉医生交接班，予以心电监护、吸氧，监测体温、脉搏、呼吸、血压、血氧饱和度变化，每小时记录一次。

②查看伤口敷料包扎情况，观察有无渗血、渗液。

③注意伤口负压引流管是否通畅，防止扭曲、折叠、脱落，记录引流液的量、性质。

④密切观察肢体远端动脉搏动及手指的血供、感觉、活动、肤色、皮温，注意有无压迫神经和血管的现象，如出现皮肤发冷、发紫、静脉回流差、感觉麻木的症状，立即报告医生查找原因，及时对症处理。

（3）引流管的护理

告知患者保持引流管通畅的重要性，嘱其在翻身、活动、功能锻炼时避免引流管折叠、扭曲、脱落，引流袋放置位置应低于切口 30～50 cm，如为负压引流器，指导家属保持引流器负压状态，确保引流效能。有异常时应及时向医护人员反映，以便及时处理。

（4）疼痛护理

①向患者解释手术后疼痛的规律，指导缓解疼痛的方法，如听音乐、看报纸、与家属聊天等，分散对疼痛的注意力。

②给予伤口周围的按摩，缓解肌紧张。

③正确评估患者疼痛的程度，对疼痛明显者可适当给予镇痛剂。

④采用镇痛泵镇痛，利用镇痛泵缓慢从静脉给药，减轻疼痛。

（5）肿胀护理

①伤口局部肿胀，术后用冰袋冷敷。

②患肢肢体肿胀并伴有血液循环障碍时，应检查外固定物是否过紧。

③患肢抬高。

（6）一般护理

协助洗漱、进食，并鼓励、指导患者做些力所能及的自理活动。

（7）饮食护理

早期以清淡饮食为主，如小米、大米、黑米等粥类饮食。待胃肠功能恢复正常后，可进食高蛋白、高能量、高维生素的饮食，以维持正氮平衡，蛋白质供能占总能量的20%～30%，才能达到营养效果。蛋白质摄入增加，有利于增加白细胞和抗体、加速创面愈合、减少瘢痕形成。除此之外，糖类能参加蛋白质内源性代谢，能抑制蛋白质转化为糖类。因此，在补充蛋白质的同时应补给足够的糖类。还要鼓励患者多吃新鲜蔬菜、水果，多饮水，保持大便通畅。

（8）并发症的护理

若患肢出现无力，肩外展功能消失，应考虑有臂丛神经损伤，及时通知医生，给予神经营养物质，局部理疗，加强患者手指各关节及腕关节的主、被动活动。

（9）功能锻炼

在术后固定的早中期，即脱位急性损伤处理后2～3日，损伤反应开始消退，肿胀和疼痛开始消退后，即可开始功能锻炼，如握拳、伸指、分指、肘屈曲、前臂旋前和旋后等主动练习，并逐渐增加幅度。

3. 出院健康指导

（1）心理指导

讲述疾病相关知识，介绍成功病例，帮助患者树立战胜病魔的信心。

（2）休息与体位

保持活动与休息时的体位要求。早期卧床休息为主，可间断下床活动。半年内不要剧烈活动，避免再次脱位。

（3）用药

带药出院时，应将药物的名称、剂量、用法、注意事项告诉患者，嘱其按时用药。

（4）饮食

鼓励患者多食高蛋白、高能量、高维生素、含钙丰富、刺激性小的易消化食物，多食蔬菜、水果，避免辛辣刺激食物，预防便秘。

（5）功能锻炼

出院后指导患者患肢保持功能位，不宜过早提携重物，防止骨间隙增大，引起骨不连。解除外固定后，加强功能锻炼，着重练习肩的前屈、旋转活动，如划船动作，力度需适中，以防用力过猛而再次损伤。

（6）复查时间及指征

定期到医院复查，术后 1 个月、3 个月、6 个月需行 X 线复查，了解脱位愈合情况。手法复位外固定者如出现脱位处疼痛加剧、患肢麻木、手指颜色改变、局部温度低于或高于正常等情况，必须随时复查。

（四）护理评价

对患者目前的情况进行护理评价，患者的康复情况良好的表现为：疼痛能耐受；肢体肿胀减轻；切口无感染；心理状态良好，配合治疗；X 线片显示脱位端对位、对线佳；无周围神经损伤，无并发症发生；患者及家属掌握功能锻炼知识，并按计划进行，肩肘关节无强直。

第二节　手部关节脱位的康复护理

一、手部关节脱位概述

手部关节包括桡腕关节、腕骨间关节、腕掌关节、掌骨间关节、掌指关节和指骨间关节等。手部关节脱位分为四类：①指间关节脱位。固定后可适当练习患指的屈伸功能，尽管其活动受到固定的限制，但其伸屈肌腱不会因固定而与四周组织粘连。3~4 周解除固定，即可加大练习患指关节的活动强度，如活动进度较慢、肿胀不消时，可配合药物、理疗等治疗。②掌指关节脱位。固定 3 周后，解除固定，逐渐锻炼掌指关节伸屈功能，若无并发骨折，功能较易恢复。对伤势较重、功能恢复较慢者，应结合药物、理疗等治疗。③腕关节脱位。固定期间应不断练习伸指握拳动作，3 周后解除固定，立即开始做腕关节的屈伸活动，活动范围由小到大，循序渐进。④舟骨、月骨及腕掌关节脱位。在固定期间应经常练习握拳屈腕动作，3~4 周解除固定后，仍先练习屈腕功能和旋腕功能，1~2 周再练习伸腕功能。

手部关节脱位的临床表现有局部肿胀、皮下淤血、压痛或有畸形，畸形处可触到移位的脱位端。

二、手部关节脱位的治疗

可分为手法复位和切开复位。

三、手部关节脱位的康复

（一）康复评定

应根据以下内容进行康复评定。

①肌力检查。

②关节活动度测量。

③心理健康状况评估。

④日常生活活动能力评定。

⑤神经和血管损伤评估。

⑥脱位处疼痛类型和肿胀程度：脱位处为运动后疼痛还是静止状态时疼痛。

⑦骨质疏松情况：老年人常伴有骨质疏松症，X线片或骨密度检测可确诊。

⑧肺功能及呼吸运动检查：检查患者呼吸频率、节律，有无呼吸困难；检查胸腹部的活动度，胸廓的扩张性。还可查肺容量、肺通气功能、小气道通气功能、气体代谢测定等。

⑨局部肌肉是否有萎缩：受伤早期肌肉萎缩不明显，后期可能会出现失用性肌萎缩、关节周围软组织挛缩等。

（二）康复计划

具体康复计划如下。

①预防或消除肿胀。

②加强肌力训练，防止失用性肌萎缩、关节周围软组织挛缩等。

③保持肘、腕、指各关节活动度，扩大手部关节的活动范围。

④改善局部血液循环，促进血肿吸收和炎性渗出物吸收。

⑤若伴有神经损伤，给予神经康复治疗。

⑥促进脱位愈合，防治骨质疏松症。

（三）康复治疗

①第一阶段（伤后或术后1～2周）：伤后或术后48小时内局部用冷敷，主要进行伸指、分指、腕、肘各关节的运动。

②第二阶段（伤后或术后2周后）：去除外固定后，加强手部关节功能锻炼。

（四）康复评价

对患者康复治疗后进行评价，评价结果如下。

①优：脱位正常愈合，达到或接近解剖复位，无局部畸形，X线片示对线良好，手部关节活动功能正常。

②良：脱位正常愈合，术后脱位略有移位，对线良好，手部关节活动功能正常。

③差：脱位明显畸形愈合，或有骨不连和再次脱位，手部关节活动功能受限。

四、手部关节脱位的护理

（一）护理评估

见本章第一节第94页"（一）护理评估"。

（二）护理诊断

见本章第一节第94页"（二）护理诊断"。

（三）护理措施

1. 术前护理及非手术治疗护理

（1）术前准备

完善术前的各种化验和检查。

（2）休息与体位

局部固定后，抬高患肢，以减轻水肿，缓解疼痛。

（3）功能锻炼

脱位固定后立即指导患者进行上臂肌的早期舒缩活动。

（4）心理护理

同肩关节脱位术前心理护理。

（5）饮食护理

同肩关节脱位术前饮食护理。

2. 术后护理

（1）休息与体位

抬高患肢，促进血液回流。

（2）术后观察

同肩关节脱位术后观察。

（3）症状护理

①向患者解释手术后疼痛的规律，指导缓解疼痛的方法，如听音乐、看报纸、与家属聊天等分散对疼痛的注意力；②给予伤口的周围按摩，缓解肌紧张；③正确评估患者疼痛的程度，对疼痛明显者可适当给予镇痛剂；④采用镇痛泵镇痛法，利用镇痛泵缓慢从静脉给药，减轻疼痛。

（4）一般护理

协助患者洗漱、进食，并鼓励、指导患者做些力所能及的自理活动。

（5）饮食护理

同肩关节脱位术后饮食护理。

（6）功能锻炼

损伤反应开始消退，肿胀和疼痛开始消退，即可开始功能锻炼，如握拳、伸指、分指、肘屈曲、前臂旋前和旋后等主动练习，并逐渐增加幅度。

3. 出院健康指导

（1）用药

带药出院时，应将药物的名称、剂量、用法、注意事项告诉患者，按时用药。

（2）饮食

鼓励患者多食高蛋白、高能量、高维生素、含钙丰富、刺激性小的易消化食物，多食蔬菜、水果，避免辛辣刺激食物，预防便秘。

（3）心理指导

讲述疾病相关知识及介绍成功病例，帮助患者树立战胜病魔的信心。

（4）复查时间及指征

定期到医院复查，术后1个月、3个月、6个月需行X线复查，了解骨折愈合情况。手法复位外固定者如出现脱位处疼痛加剧、患肢麻木、手指颜色改变，温度低于或高于正常等情况必须随时复查。

（四）护理评价

对患者目前的情况进行护理评价，患者的康复情况良好的表现为：疼痛能耐受；肢体肿胀减轻；切口无感染；无周围神经损伤，无并发症发生；心理状态良好，配合治疗；X线片显示脱位端对位、对线佳；患者及家属掌握功能锻炼知识，并按计划进行，手部关节无强直。

第三节　足部关节脱位的康复护理

一、足部关节脱位概述

足分为三部分：后足，包括距骨和跟骨；中足，包括骰骨、舟骨和三块楔骨；前足，由5块跖骨、14块趾骨组成。足部关节由踝关节、跗跖关节、跖骨间关节、跗骨间关节、趾骨间关节、跖趾关节组成。跗骨间关节运动可使足内翻和外翻；跖趾关节可做轻微的屈、伸和收、展运动；距骨间关节可做屈、伸运动。

（一）病因

此类损伤较少见，常由坠落伤、运动损伤及意外伤害导致。

（二）分类

1. 距下关节脱位

距下关节脱位指距跟关节和距舟关节分离、错位，踝关节保持完好，根据远端的移位方向，可分为内侧、外侧及前后脱位等，其中以内侧脱位最为常见，此时距骨头往往突出于背外侧，舟骨内移，有时由于足内翻而向近端移位。外侧脱位则距骨头向内侧突出，而舟骨移位于距骨远端的外侧。内外侧脱位常常伴随远端前、后移位因素而表现为混合脱位。

2. 距骨脱位

距骨脱位是导致距下关节脱位的暴力继续作用的结果，极度的内翻暴力在产生内侧距下脱位后继续存在，距骨自踝穴中被向外挤出，发生外侧距骨全脱位，而极度暴力则相反，最终产生内侧距骨完全脱位。

（三）临床表现

明显的畸形及疼痛、肿胀可在伤后迅速发生，常见到开放性损伤，骨及关节软骨面外露。

二、足部关节脱位的治疗

1. 距下关节脱位

一旦确诊，应立即在适当麻醉下试行闭合复位。首先在屈膝位下沿脱位方向对抗牵引，后改牵引方向为脱位的反方向牵引。当听到明显"咔嗒"一声后，表明复位完成，复位后行 X 线检查，证实复位后，短腿石膏固定 4 周，以后开始功能锻炼。

2. 距骨脱位

早期开放伤口的彻底清创、迅速的脱位整复可以缓解高张力皮肤的缺血性损伤状态，减少感染、晚期距骨缺血坏死与创伤性关节炎的可能。开放复位可以经踝前或前外入路进行，结合跟骨牵引协助复位，术后石膏固定 6 周，定期 X 线检查，评价距骨血运状态，决定负重时间及程度。

三、足部关节脱位的康复

（一）康复评定

应根据以下内容进行康复评定。

①关节活动度测量。

②神经和血管损伤评估。

③日常生活活动能力评定。

④脱位处疼痛类型和肿胀程度评定：脱位处为运动后疼痛还是静止状态时疼痛。

⑤肌力检查：了解患侧肌群及健侧肌群的肌力情况，肌力检查多以徒手肌力评定（MMT）法为主。

⑥肺功能及呼吸运动检查：观察患者呼吸频率、节律，有无呼吸困难；检查胸腹部的活动度，胸廓的扩张性。还可查肺容量、肺通气功能、小气道通气功能、气体代谢测定等。

⑦局部肌肉是否有萎缩：受伤早期肌肉萎缩不明显，后期可能会出现失用性肌萎缩、关节周围软组织挛缩等。

⑧骨质疏松情况：老年人常伴有骨质疏松症，X线片或骨密度检测可确诊。

⑨心理健康状况评估。

（二）康复计划

具体康复计划如下。

①预防或消除肿胀。

②加强肌力训练，防止发生失用性肌萎缩、关节周围软组织挛缩等。

③保持髋、膝、踝及趾各关节活动度，扩大足部关节的活动范围。

④改善局部血液循环，促进血肿吸收和炎性渗出物吸收。

⑤促进脱位愈合，防止骨质疏松症。

⑥若伴有神经损伤，给予神经康复治疗（如经皮神经电刺激、中频治疗等）。

（三）康复治疗

①第一阶段（伤后或术后1~2周）：伤后或术后48小时内局部用冷敷，主要进行股四头肌静力收缩及足趾屈伸活动。

②第二阶段（伤后3~4周）：可做踝泵运动。

③第三阶段（伤后4周后）：去除外固定后，加强踝关节功能锻炼并逐渐负重行走。

（四）康复评价

对患者康复治疗后进行评价，评价结果如下。

①优：脱位正常愈合，达到或接近解剖复位，无局部畸形，X线片示对线良好，足部关节活动功能正常。

②良：脱位正常愈合，术后脱位略有移位，对线良好，足部关节活动功能正常。

③差：脱位明显畸形愈合，或有骨不连和再次脱位，足部关节活动功能受限。

四、足部关节脱位的护理

（一）护理评估

见本章第一节第94页"（一）护理评估"。

（二）护理诊断

见本章第一节第94页"（二）护理诊断"。

（三）护理措施

1. 术前护理及非手术治疗

（1）心理护理

同肩关节脱位术前心理护理。

（2）饮食护理

同肩关节脱位术前饮食护理。

（3）休息与体位

抬高患肢，促进静脉血液回流，以减轻患肢肿胀，减少患者疼痛和不适。

（4）症状护理

①用物理疗法改善血液循环，促进渗出液的吸收。损伤早期（伤后3～5日）局部冷敷，以降低毛细血管的通透性，减少渗出，减轻肿胀。②如肢体肿胀伴有血液障碍，应检查石膏固定是否过紧，必要时拆开固定物，解除压迫。

（5）保持有效的固定。

（6）完善术前的各种化验和检查。

（7）功能锻炼

脱位固定后立即指导患者进行下肢肌的早期舒缩活动。

（8）密切观察足趾的末梢血运循环及温度、感觉、运动情况。

2. 术后护理

（1）休息与体位

抬高患肢，以促进血液回流，减轻水肿。

（2）术后观察

同肩关节脱位术后观察。

（3）症状护理

①向患者解释手术后疼痛的规律，指导缓解疼痛的方法，如听音乐、看报纸、与家属聊天等分散对疼痛的注意力。②给予伤口周围的按摩，缓解肌紧张。③正确评估患者疼痛的程度，对疼痛明显者可适当给予镇痛剂。④采用镇痛泵镇痛，利用镇痛泵缓慢从静脉内给药，减轻疼痛。⑤伤口局部肿胀，术后持续用冷敷。⑥患肢肢体的肿胀伴有血液循环障

碍时应检查固定物是否过紧。

（4）一般护理

协助患者洗漱、进食，并鼓励、指导患者做些力所能及的自理活动。

（5）饮食护理

同肩关节脱位术后饮食护理。

（6）并发症的护理

①切口感染，多发生于术后前期。术前，应严格备皮，加强营养，进行全身检查并积极治疗糖尿病等感染灶，遵医嘱预防性使用抗生素。术中应严格遵守无菌操作原则。术后保持引流通畅，防止局部血液淤滞，引起感染。②出血，了解术中情况，尤其出血量。术后24小时内患肢局部制动，以免加重出血。严密观察伤口出血量，注意伤口敷料有无渗血以及引流液的颜色、性状、量。观察患者瞳孔、神志、血压、脉搏、呼吸、尿量，警惕失血性休克。③肢端血运观察。注意观察和判断石膏固定肢体的远端血液循环，患肢皮肤温度、末梢血运、感觉、运动等情况，肢体有无肿胀及肿胀程度。若患肢出现苍白、湿冷、发绀、疼痛剧烈并持续、感觉减退或麻木时，应及时通知医生做妥善处理。注意保持石膏的干燥、清洁。

（7）功能锻炼

在术后固定的早中期，脱位急性损伤处理后2~3日，损伤反应开始消退，肿胀和疼痛开始消退，即可开始功能锻炼。如股四头肌静力收缩和足趾屈伸活动等主动练习，并逐渐增加幅度。晚期，脱位基本愈合，外固定去除后，锻炼目的为恢复足部关节活动，常用方法为主动运动、被动运动、助力运动和关节牵伸运动。

3. 出院健康指导

（1）心理指导

讲述疾病相关知识及介绍成功病例，帮助患者树立战胜病魔的信心。

（2）休息与体位

保持活动与休息时的体位要求。早期卧床休息为主，可间断下床活动。半年内不要剧烈活动，避免再次脱位。

（3）用药

出院带药时，应将药物的名称、剂量、用法、注意事项告诉患者，嘱其按时用药。

（4）饮食

鼓励患者多食高蛋白、高能量、高维生素、含钙丰富、刺激性小的易消化食物，多食蔬菜、水果，避免辛辣刺激食物，预防便秘。

（5）复查时间及指征

定期到医院复查，术后1个月、3个月、6个月需行X线复查，了解脱位愈合情况。手法复位外固定者如出现脱位处疼痛加剧、患肢麻木、足趾颜色改变、温度低于或高于正常等情况，必须随时复查。

（四）护理评价

对患者目前的情况进行护理评价，患者的康复情况良好的表现为：疼痛能耐受；肢体肿胀减轻；切口无感染；心理状态良好，配合治疗；无周围神经损伤，无并发症发生；X线片显示脱位端对位、对线佳；患者及家属掌握功能锻炼知识，并按计划进行，足部关节无强直。

第八章 脊柱外科疾病患者的康复护理

第一节 颈椎病患者的康复护理

一、概述

颈椎病是因颈椎、颈椎间盘、韧带的退行性改变，导致颈椎失稳，刺激或压迫邻近组织、结构，如脊神经根、脊髓、椎动脉、交感神经而引起的一系列症状。颈椎位于头颅和活动度较小的胸椎之间，活动度大，容易受到慢性损伤，产生退行性变。颈椎病好发于中老年人，男性多于女性。颈椎间盘退行性变是颈椎病发病的主要原因，发育性颈椎椎管狭窄是颈椎病的发病基础，慢性劳损是颈椎骨关节退变的最主要因素。颈椎病约有半数病例的发病与外伤有关，喉部炎症可诱发颈椎病的症状或使病情加重。根据颈椎病的症状，临床上常将其分为颈型、神经根型、脊髓型、交感神经型、椎动脉型。各型颈椎病临床表现如下。

（一）颈型颈椎病

颈项强直、疼痛，肩背疼痛、发僵，不能做点头、仰头及转头活动，呈斜颈姿势。需要转颈时，躯干必须同时转动，也可出现头晕的症状。少数患者可出现反射性肩、臂、手疼痛、胀麻，咳嗽或打喷嚏时症状不加重。

（二）神经根型颈椎病

颈痛和颈部发僵，常常是最早出现的症状。有些患者还有肩部及肩胛骨内侧缘疼痛，上肢放射痛或麻木，这种疼痛和麻木沿着受累神经根走行和支配区放射，具有特征性，因此称为神经根型疼痛。疼痛或麻木可以呈发作性，也可以呈持续性。有时症状的出现与缓解和患者颈部的位置及姿势有明显的关系。颈部活动、咳嗽、打喷嚏、用力及深呼吸等，可以使症状加重。

（三）脊髓型颈椎病

多数患者首先出现一侧或双侧下肢麻木、沉重感，随后逐渐出现行走困难，下肢肌肉发紧、抬步慢，不能快走。继而出现上下楼梯时需要用上肢扶着扶手才能登上台阶。严重者步态不稳、行走困难。有些患者起病隐匿，表现为自己想追赶即将驶离的公共汽车，却突然发现双腿不能快走。出现一侧或双侧上肢麻木、疼痛，双手无力、不灵活，写字、系扣、持筷等精细动作难以完成，持物易落。严重者甚至不能自己进食。躯干部出现感觉异常，患者常感觉在胸部、腹部或双下肢有如皮带样的捆绑感，称为束带感。同时下肢可有烧灼感或冰凉感。部分患者出现膀胱和直肠功能障碍，如排尿无力、尿频、尿急、尿不尽、尿失禁或尿潴留等排尿障碍，大便秘结。还可出现性功能减退。病情进一步发展，患者必须拄着拐杖或借助他人搀扶才能行走，直至出现双下肢呈痉挛性瘫痪，卧床不起，生活不能自理。

（四）交感神经型颈椎病

①头部症状：如头晕或眩晕、头痛或偏头痛、头沉、枕部痛，睡眠欠佳、记忆力减退、注意力不易集中等。偶有因头晕而跌倒者。

②眼耳鼻喉部症状：眼胀、眼干涩或多泪、视力变化、视物不清、眼前好像有雾等；耳鸣、耳堵、听力下降；鼻塞、过敏性鼻炎；咽部异物感、口干、声带疲劳等；味觉改变等。

③胃肠道症状：恶心甚至呕吐、腹胀、腹泻、消化不良、嗳气及咽部异物感等。

④心血管症状：心悸、胸闷、心率变化、心律失常、血压变化等。

⑤其他症状：面部或某一肢体多汗或无汗，畏寒或发热，有时感觉疼痛、麻木，但是又不按神经节段或走行分布。

以上症状往往与颈部活动有明显关系，坐位或站立位时加重，卧位时减轻或消失。颈部活动多、长时间低头、在电脑前工作时间过长或劳累时明显，休息后好转。

（五）椎动脉型颈椎病

椎动脉型颈椎病表现为发作性眩晕、复视伴有眼震，有时伴随恶心、呕吐、耳鸣或听力下降。这些症状与颈部位置改变有关，如下肢突然无力而猝倒，但是意识清醒，多在头颈处于某一位置时发生。偶有肢体麻木、感觉异常，可出现一过性瘫痪和发作性昏迷。

二、治疗

（一）非手术治疗

非手术治疗的适应证：神经根型颈椎病、颈型颈椎病、早期脊髓型颈椎病。手术治疗后的恢复期治疗、实验性治疗也可采取非手术治疗。

非手术治疗方法：颈椎牵引；颈椎制动，包括石膏围领及颈围；轻度手法按摩；避免有害的工作体位，如长时间低头；保持良好的睡眠休息体位，睡眠时保持正确的睡姿和睡枕的合适高度；其他，如理疗、封闭疗法、针灸和药物外敷。

（二）手术治疗的适应证

手术治疗的适应证：颈椎髓核突出及脱出、以椎体后缘骨质增生为主的颈椎病、颈椎不稳症、存在吞咽困难的颈椎病、后纵韧带骨化症。

三、康复护理

(一)术前护理

1. 心理护理

颈椎病由于病程长或伴有进行性的肢体活动功能障碍,而且手术部位高,易发生高位截瘫或死亡,患者存在高度精神紧张和情绪不安,对术后机体康复持怀疑态度,产生各种各样的情绪反应。术前恐惧心理和不同程度的焦虑,直接影响手术效果。护士应对患者的情绪表示理解,关心和鼓励患者,介绍疾病相关知识,介绍手术目的及优点,讲解一些成功的案例,使患者产生安全感。

2. 体位训练

拟行颈椎后路手术患者,术中患者需要俯卧在手术台的支架上,以两肩、上胸及两髂部为支撑点,胸腹部悬空以减轻腹压,减少术中椎管内出血,并有利于呼吸。因为手术中俯卧时间很长,患者在手术时难以忍受,所以术前训练尤为重要。瘫痪患者不宜进行此训练,避免加重脊髓损伤而危及生命。

方法:将被褥与枕头垫起放置于床的中间,患者俯卧其上,头颈前倾,双上肢自然后伸,同时可将小腿下方垫枕,保持膝关节适当屈曲以缓解肌肉紧张及痉挛抽搐。开始时每次10～30分钟,2～3次/天,以后逐渐增加为每次2～4小时,初练时感觉呼吸困难,3～5天即能适应。指导颈椎前路手术患者去枕仰卧,肩部垫枕,使颈稍向后伸并制动。

3. 气管、食管推移训练

气管、食管推移训练主要是为颈椎前路手术做准备。因颈椎前路手术入路系经内脏鞘(包括甲状腺、气管、食管)与颈动脉鞘(包括颈总动脉、颈内动脉、颈内静脉、迷走神经)间隙而抵达椎体前方,故术中需将内脏鞘牵拉向对侧以显露椎体前方或侧前方。为避免术中牵拉损伤,减轻术后患者咽喉部及食管的不适症状,术前护士应教会患者或护士自己用2～4指按于切口一侧的内脏鞘与颈动脉鞘之间,持续地向非手术侧牵拉推移。因为颈动脉鞘、内脏鞘间和椎体间隙均为疏松结缔组织,张力较低,经过反复、持续的气管、食管推移训练可使其间的疏松结缔组织获得松解。

做气管、食管推移训练前,向患者解释训练的目的和要求,使其理解和配合,一般在手术前5～7天进行,推移训练宜在饭后1小时进行,以免推移牵拉刺激引起患者恶心、反胃等不适。

做气管、食管推移训练时,患者取仰卧位,枕头垫于肩下,头后伸,训练者用第2～4指指端在皮外置于气管旁,将气管、食管持续向非手术侧推移,开始时用力尽量缓和,频率为5分/次左右,使患者有个适应过程。

患者刚开始推移时若出现不适，如局部疼痛、恶心，甚至头晕、心跳加快等症状，可休息 10 ~ 15 分钟再继续推移，直至能适应推移训练，并尽可能避免牵拉过程中断，开始每天一般为 3 次，每次 15 ~ 20 分钟，以后每天逐渐延长推移时间，增加为每天 3 ~ 5 次，每次 60 分钟；训练到符合手术要求为止，即气管被推移过颈部中线持续 1 小时以上，患者无明显不适。

如体形较胖、颈部粗短者，推移训练应适当加强。为获得较好的推移效果，以便术中暴露椎前间隙，要求必须将气管推移越过颈部中线。

对年老体弱者进行推移训练，开始时应动作轻柔，幅度由小到大，间隔时间由长到短，持续时间由短到长，让其逐渐适应，增加其耐受性，以免发生意外。

4. 呼吸功能训练

脊髓型颈椎病患者以老年人居多，由于老年人脊髓受压，呼吸肌功能降低，加上长期吸烟等因素，常伴有不同程度的肺功能低下，表现为潮气量减少，肺的通气量下降，易引起肺部感染。术前应指导患者进行深呼吸、吹气球等肺功能训练，以增加肺活量。

5. 术前肢体运动感觉情况评估

评估包括四肢肌力、肌张力、各种反射、感觉及括约肌的功能等。

6. 术前常规护理

责任护士术前了解患者病情，评估患者全身情况，遵医嘱完善各种术前检查。术前 8 小时禁食，4 小时禁饮，遵医嘱备血。

（二）术后护理

1. 病情观察

密切观察患者血压、心率、呼吸情况，四肢皮肤温度情况，感觉运动情况，伤口处敷料的渗血情况，如有异常及时汇报医生并协助处理。

2. 引流管护理

保持切口引流管的在位、通畅，防止扭曲、受压、滑脱。观察引流液的色、质、量，一般 24 小时不超过 100 ml，如超过 100 ml 提示可能有活动性出血，24 小时引流量小于 20 ml 即可拔管。观察有无脑脊液外漏，若术后引流量多，且色淡，切口敷料有无色或淡红色均匀渗出液，提示有脑脊液外漏。一般术后 24 小时伤口引流量在 20 ~ 90 ml，无颈前血肿和脑脊液外漏发生，在术后 2 ~ 3 日拔除引流管。

3. 体位护理

术后患者颈部佩戴颈托制动，可减少出血，还可防止植骨块的滑脱。首先去枕平卧 6 小时，6 小时后颈部可垫一个 5 cm 厚的软枕，保持脊柱水平，24 小时内应禁止颈部活动，术后第 2 天开始肢体放松及伸屈活动锻炼。

4. 呼吸道的护理

给予氧气吸入，流量为每分钟 3L，保持呼吸道通畅，床边备吸痰装置，及时吸出呼吸道分泌物。痰液黏稠、喉头水肿者予以雾化吸入，常规采用生理盐水 10 ml、庆大霉素 8 万 U、α-糜蛋白酶 4 000 U，每日 2 次，以减轻喉头水肿和稀释分泌物，利于痰液排出，缓解咽部不适感。床边备气管切开包，以便急需时使用。

5. 预防压疮的护理

颈椎术后严格制动，皮肤护理尤为重要，既要勤翻身，又要讲究翻身方法。

具体措施：患者回房后先平卧 6 小时，6 小时后酌情每 2~4 小时轴线翻身 1 次；翻身时头下垫一软枕，脊柱保持平直，勿屈曲、扭转，避免拖、拉、推脊柱，至少两人帮助患者翻身，一人扶头、肩，另一人扶躯干、四肢，同步翻身，使脊柱保持一条直线；同时注意保持床铺整洁，无渣屑、皱褶、潮湿，必要时可让患者睡气垫床。

6. 预防尿路感染

每日温水清洗尿道口 2 次，保持导尿管通畅，注意尿液的色、质、量的变化。指导患者多饮水，每日多于 2 000 ml。夹管定时放尿，训练膀胱功能，指导患者使用腹压带或做下腹部按摩，术后 3 天左右拔除导尿管，鼓励患者自主排尿。

7. 饮食指导

术后告知患者禁食、禁饮 6 小时，然后由流质饮食开始向半流质饮食、软食、普食过渡。指导其术后三期饮食。

①早期（1~2 周）：宜进食清淡、易消化、有营养之品，如乌鱼汤、瘦肉汤、蛋花汤等，忌食牛奶、豆浆等产气食物，多吃新鲜蔬菜、水果。

②中期（3~4 周）：宜进食清淡、滋补食品，如鸽子汤、黑木耳、鸡肉等健脾益气之品。

③后期（4 周后）：宜进食补益肝肾、强筋骨之品，如枸杞核桃猪脊汤、栗子、花生、杏仁、牛肉、羊肉等食物，但切忌过补。忌辛辣、煎炸、油腻及海鲜发物等，如辣椒、花椒、烟酒、虾蟹、鲤鱼、老鹅、大公鸡等。

（三）康复训练

术后鼓励患者及早进行功能锻炼，可早期了解神经恢复情况，并可减轻肌肉无力、萎缩，促进血液循环，防止静脉血栓。

1. 四肢功能锻炼

术后第 1 天即可开始进行四肢功能锻炼。

上肢锻炼具体方法：包括伸腕、屈腕、伸指、屈指活动，屈肘、伸肘，上臂外展、内收运动。每日上午、下午各进行 1 组，每组 20~30 次。

下肢锻炼的方法：进行股四头肌舒缩运动，患者平卧，腿伸直，足尖向下，绷紧 5~

10秒，然后放松，两腿交替。进行直腿抬高运动及趾踝关节的屈伸训练。对肢体不能活动者，应指导其家属做好各关节的被动活动，以防肌肉萎缩和关节僵硬。

2. 行走功能锻炼

对于植骨稳定、切口愈合良好的患者，术后3天至1周可进行行走训练。必须遵循循序渐进的原则，首先帮患者佩戴合适的颈托，先扶患者取90°坐位，再取床边坐位，然后进行床边站位，床旁行走，屋内行走，走廊行走。行走训练时，应有专人在患者旁指导并起保护作用，防止患者出现体位性低血压。

（四）出院健康指导

①出院后继续佩戴颈托3~6个月，避免颈部屈伸和旋转活动。

②继续肢体的功能锻炼，术后3个月，经拍X线片显示植骨椎体间隙已完全融合后，可进行颈部功能锻炼，开始时做颈部屈伸、旋左、旋右活动，然后再做颈部旋转活动。

③日常生活中注意勿久坐低头，以防颈椎病复发。

④若颈部出现剧烈疼痛或吞咽困难、有梗阻感，可能为植骨块移位或脱落，患者应立即回院复查。

第二节　腰椎病患者的康复护理

一、概述

（一）腰椎损伤的因素

脊柱为人体的中轴骨骼，是身体的支柱，有承重、减震、保护、运动等功能。腰椎部位作为脊柱的四个生理弯曲部位之一，可以保持脊柱自身稳定与平衡。由于腰椎处于脊柱的较低位，负荷很大，又是活动段与固定段的交界处，因而损伤概率很大。腰椎损伤的因素有腰部肌肉、筋膜、韧带、椎间盘小关节等急性或慢性损伤，椎间盘损伤，腰椎骨折或脱位。工作和日常生活中久坐、频繁地屈曲或长时间保持一个姿势容易引起腰椎过度疲劳，使腰椎在压力的作用下整体下沉、缩短，从而容易引起椎间盘向后突出。长时间的驾驶很容易使腰椎和汽车产生共振，这种共振使得腰椎不断被压缩与拉伸，同时还使周围软组织跟着产生疲劳，导致腰椎间盘的新陈代谢速度减慢，从而加快腰椎和椎间盘的老化进程。

（二）腰椎间盘突出症

椎间盘是位于相邻两椎体间的纤维软骨盘，由内、外两部分构成。外部称为纤维环，由多层纤维软骨以同心圆紧密排列而成，坚韧而富有弹性。内部称为髓核，为柔软而富有弹性的胶状物质。椎间盘不仅将相邻椎体牢固地连为一体，还可承受压力、吸收震荡、减缓冲击、保护脑和内脏，并赋予脊柱一定的运动功能。椎间盘各处厚度不同，胸部中段最薄，向上、向下则逐渐增厚，腰部最厚，故脊柱腰段活动度最大。成年人由于椎间盘发生退行性改变，在过度劳损、负重、体位骤变或用力不当的情况下，可致纤维环破裂，因纤维环前厚后薄，髓核易向后或后外脱出，压迫脊髓或脊神经根，产生腰腿痛等症状，称为椎间盘突出症。该症多发生在运动幅度大、负重大的腰椎间盘。

（三）腰椎病的临床表现

腰椎病的典型症状是腰痛及腿部放射痛。但由于髓核突出的部位与大小、椎管管径、病理特点、机体状态及个体敏感性等不同，临床表现也有一定差异。

95% 以上的腰椎病患者有腰痛。患者自觉腰部持续性钝痛，平卧减轻，站立则加剧，一般情况下尚可忍受，腰部可适度活动或慢步行走；或者表现为突发的腰部痉挛样剧痛，难以忍受，需卧床休息。80% 的患者出现下肢放射痛，常在腰痛减轻或消失后出现，表现为由腰部至大腿及小腿后侧的放射性刺激或麻木感，直达足底部，重者可有由腰至足部的电击样剧痛，且多伴有麻木感。疼痛轻者可行走，呈跛行状态；重者需卧床休息，喜欢屈腰、屈髋、屈膝位。有的患者出现下肢麻木感、冷感及间歇性跛行。

马尾神经损伤症状主要见于中央型髓核脱出症，临床上较少见，可出现会阴部麻木、刺痛，大小便功能障碍；女性可出现尿失禁，男性可出现阳痿。严重者可出现大小便失禁及双下肢不全性瘫痪。

（四）辅助检查

X 线检查能直接反映腰部有无侧凸、椎体退行性变和椎体间隙有无狭窄等。CT 检查可用于鉴别有无椎间盘突出或突出方向等。MRI 检查可显示椎管形态，全面反映各椎体、椎间盘有无病变及神经根和脊髓受压情况，有较大的诊断价值。

二、治疗

（一）理疗

理疗包括按摩、推拿、针灸、电疗、拔罐、激光疗法、超声波疗法、石蜡疗法等。由于腰椎病的患者多数伴随慢性腰肌劳损、梨状肌肉紧张、肌肉痉挛造成的腰腿痛，所以一般医院会用理疗手段来缓解肌肉的紧张和痉挛。它们的作用机制是产生热效应，以改善局部血液循环、增强代谢、对神经和肌肉产生良性刺激、消炎、消肿、止痛。

（二）药物疗法

药物疗法的目的为止痛，减轻水肿、粘连及肌痉挛。

①非甾体类抗炎药：用于镇痛，常用的有阿司匹林及布洛芬等。

②皮质类固醇：为长效抗炎药，可用于硬膜外封闭或局部注射。经硬膜外穿刺置管，常用醋酸泼尼龙 75 mg 加 2% 利多卡因至 20 ml，分 4 次注药，每隔 5 ~ 10 分钟注药 1 次，每周 1 次，3 次为 1 个疗程。

③髓核化学溶解法：将胶原酶注入椎间盘或硬脊膜与突出的髓核之间，选择性地溶解髓核和纤维环，从而达到缓解症状的目的。但应用此法时需警惕过敏反应和局部出血、粘连。

（三）手术治疗

对诊断明确、症状严重，经非手术治疗无效或有马尾神经受压症状者，应考虑手术治疗。可根据椎间盘的位置和脊柱的稳定性选择手术类型。

①椎间盘切除术：将椎间盘部分切除。

②脊柱融合术：在椎体间插入一个楔形骨块或骨条以稳定脊柱。

③椎板切除术和髓核摘除术：将一个或多个椎板、骨赘及突出的髓核摘除或切除，可减轻神经受压情况，是最常用的一种手术方式。

④经皮穿刺髓核摘除术：在 X 线监控下插入椎间盘镜或特殊器械，切除或吸出椎间盘以达到减轻椎间盘内压力和缓解症状的效果。

（四）牵引疗法

牵引是治疗腰椎病的最有效措施之一。通过对腰椎施加牵引力，拉宽椎间隙，从而达到如下目的：一是减轻椎间盘压力，促使椎间盘回纳，解除对神经根等组织的刺激和压迫；二是消除炎症，促进血液循环；三是解除肌痉挛，改善局部血液循环。一般采取骨盆水平牵引，牵引重量为 7 ~ 15 kg，牵引时抬高足端床尾。每天 2 次，每次 1 ~ 2 小时，持续 3 ~ 4 周。

三、康复护理

（一）心理护理

卧床休息导致患者生活难以自理，患者心理负荷重，容易引发紧张和急躁情绪。在巡视病房过程中，护士应多与患者进行交流，给予患者安慰和必要的解释。向患者介绍治疗成功的案例，帮助患者解除紧张和急躁情绪，减轻顾虑和担忧，以增加患者战胜疾病的信心。

（二）减轻疼痛

①休息：急性期患者绝对卧硬板床休息 3 周，若病情允许，可下床活动。

②体位：患者仰卧位，屈膝，腘窝处放一个小枕。告知患者在翻身时避免弯曲脊柱。

③药物镇痛：根据医嘱给患者应用镇痛药。

（三）康复锻炼

①体位：保持患者处于缝线张力最小的体位。

②四肢肌肉、关节的功能锻炼：卧床期间坚持定时做四肢关节的活动，以防止关节僵硬。

③直腿抬高练习：术后第1天开始进行股四头肌的舒缩和直腿抬高运动，每分钟2次，抬放时间相等；逐渐增加抬腿幅度，以防止神经根粘连。

④缓解肌痉挛：对因疼痛而致活动受限者给予前述减轻疼痛的措施，同时予以局部热敷，以缓解肌痉挛。

四、腰背部肌肉锻炼

腰背部肌肉是维持腰椎稳定性的重要结构之一，加强腰背部肌肉的锻炼，有助于维持及增强腰椎的稳定性，从而延缓腰椎劳损退变的进程，可以有效地预防急、慢性腰部损伤和腰痛的发生。由于腰腿痛而卧床休息或者佩戴腰围治疗的患者，腰部不活动、不受力，长此以往可引起腰肌的失用性萎缩和无力，因此，应当加强腰背部肌肉的锻炼。

（一）飞燕式锻炼法

俯卧在床上，去枕；双手背后，用力挺胸抬头，使头、胸离开床面。同时膝关节伸直，两大腿用力抬起。持续3~5秒，然后肌肉放松休息3~5秒为一个周期。

（二）五点支撑法和三点支撑法

仰卧在床上，去枕，屈膝。双肘部及背部顶住床，腹部及臀部向上抬起，依靠头部、双肘部和双脚这五点支撑起整个身体的重量。

在五点支撑法的基础上将双上肢抬离床面，持续3~5秒，然后放松腰部肌肉，放下臀部休息3~5秒，为一个周期。

（三）注意事项

①锻炼时不要突然用力过猛，以防因锻炼腰背部肌肉而致腰部扭伤。

②腰背部肌肉锻炼的次数和强度要因人而异，每天可练十余次甚至百余次，分3~5组完成。应当循序渐进，每天可逐渐增加锻炼量。

③对于腰肌力量较弱或者肥胖的人来说，飞燕式锻炼法可能比较费力，可以采用五点支撑法进行锻炼。患者可以根据自己的实际情况，选择适合自己的方法进行锻炼。

④若锻炼后次日感到腰部酸痛、不适、发僵等，应适当减少锻炼的强度和频度，或停止锻炼，以免加重症状。

⑤如果已经有腰部酸痛、发僵、不适等症状，应当停止锻炼或在医生指导下行腰背部肌肉锻炼；在腰腿痛急性发作时应当及时休息，停止练习，否则可能使原有症状加重。

五、预防保健措施

①注意休息：休息能够使身体各部位积聚的紧张压力得以释放，保证身体协调性，减少发生各种急性疼痛的机会。

②锻炼腰背肌：70% 左右的腰椎病患者都有椎间盘突出症状，可以通过锻炼腰背部肌肉来减少椎间盘突出。出现疼痛后要到医院专科医生处正确分辨身体的疼痛症状。而在预防方面，一些简单的方法就可以奏效。游泳是个非常好的锻炼方式，此外，可以到健身房选择那些专门锻炼腰背肌的器械。另外，五点支撑法和倒走法可充分锻炼腰背部肌肉。如果腰背部肌肉发达，那么就等于在腰上缠上了一块天然的护腰带，可对腰背部起到重要的保护作用。

③工作时要保持正确的姿势，可时而按摩腰腿部，或做一下体操，以缓解腰背部肌肉的紧张。要注意不能久坐，久坐对腰部不利，易引发腰痛。

④保持良好的生活习惯，防止腰腿受凉，防止过度劳累。

⑤站或坐姿势要正确。脊柱不正，会造成椎间盘受力不均匀，是造成椎间盘突出的根源。正确的姿势应该"站如松，坐如钟"，胸部挺起，腰部平直。同一姿势不应保持太久，适当进行原地活动或腰背部活动，可以解除腰背部肌肉疲劳。

⑥锻炼时压腿弯腰的幅度不要太大，否则不但达不到预期的目的，而且还会造成椎间盘突出。

⑦提重物时不要弯腰，应该先蹲下拿到重物，然后慢慢起身，尽量做到不弯腰。

六、出院健康指导

①纠正患者不良体位、姿势。

②制订康复计划和锻炼项目，嘱患者坚持锻炼。

③嘱患者穿平跟鞋，以对身体提供更好的支撑。

④超重或肥胖者在必要时应该控制饮食量和减轻体重。

⑤腰椎间盘突出的患者应卧硬板床，以避免脊柱屈曲；仰卧位时，应用小枕使膝屈曲 45°。

⑥避免腰部脊柱屈曲和旋转扭曲。避免长时间坐或站立，搬抬重物应采取适当的姿势：先蹲下，将重物从地上抬起时用腿部的力量站立；搬重物站起时脚放平，以提供更好的支撑。

第三节　脊柱侧凸患者的康复护理

一、概述

脊柱侧凸即脊柱的一段或多个节段由于某种原因在冠状面上偏离中线向侧方弯曲，形成带有弧度的脊柱畸形。常常伴有脊柱的旋转畸形和矢状面上生理弯曲的变化，胸廓、肋骨、骨盆、下肢的长度也会随之变化，同时还有肋骨左右高低不等平、骨盆的旋转倾斜畸形及椎旁韧带和肌肉的异常。严重时会影响到呼吸功能、心脏功能，甚至发生截瘫。

脊柱侧凸的确诊是依据 X 线片，即正位片上测量脊柱侧凸的角度大于或等于 10°。脊柱侧凸是一种症状或 X 线体征，可由多种疾病引起。侧凸可出现在脊柱一侧，呈"C"形，或在双侧出现，呈"S"形。它会减小胸腔、腹腔和骨盆腔的容积，还会降低身高，改变肩和骨盆的倾斜度，导致长期不对称姿势，优势手，下肢不等长，肌肉凸侧组织紧张，凹侧组织薄弱、被牵拉。

脊柱侧凸按其病因可分为继发性和原发性两类，原发性可分为特发性脊柱侧凸、先天性脊柱侧凸、神经肌肉型脊柱侧凸等。在这些脊柱侧凸中，以特发性脊柱侧凸最常见，占脊柱侧凸的 70% ~ 80%，其发病原因尚不清楚；其次为先天性脊柱侧凸及神经肌肉型脊柱侧凸。先天性脊柱侧凸患者伴发脊柱或其他器官先天发育异常的可能性很大，如脊柱裂、先天性心脏病、高肩胛畸形及面部不对称等。因此，应做全身各系统的详细检查来诊断。若背上有异常毛发、包块或身体长度不成比例，常规拍摄 X 线片检查，即可发现脊柱和胸廓可能存在的畸形。同时，有条件者应做脊髓造影或 MRI 检查，以便发现脊髓纵裂、脊柱裂或脊髓栓系综合征。

（一）特发性脊柱侧凸

1. 疾病特点与病理改变

特发性脊柱侧凸是脊柱侧凸中最常见的一种。特发性脊柱侧凸的定义是脊柱有侧凸及旋转畸形，而无任何先天性脊柱异常，无神经肌肉、骨骼疾病。弧度较小的脊柱侧凸，男、女发病比例相等，随着侧凸弧度的增加，男、女发病比例可达到 1:4。其病理改变主要包括椎体、棘突、椎板及小关节的改变，肋骨的改变，椎间盘、肌肉及韧带的改变，内脏的改变，严重胸廓畸形可使肺脏受压变形。由于肺泡萎缩，肺的膨胀受限，肺内张力过大，可引起循环系统梗阻，严重者可引起肺源性心脏病。

2. 辅助检查

①X 线检查：是诊断和评价脊柱侧凸最主要的手段。通过 X 线片可确定侧凸的范围、

程度及侧凸的类型，可查出并发畸形，了解脊柱及肋骨的结构性改变和柔软度。不同时期的 X 线片比较，可了解侧凸发展的情况，并通过 X 线片测定骨龄。

②脊柱弧度的测量：包括确定主弧度和继发弧度，确定弧度的部位和范围。确定各弧度的顶椎、上下终椎，确定弧度度数，了解脊柱的旋转程度、柔软度及其成熟情况。

③特殊检查：可根据患者病情进行 CT、MRI 或脊髓造影检查。进行各椎体、椎弓根平面的 CT 平扫，有助于了解各椎体的旋转情况，并可测量椎弓根的直径和深度，以指导手术时椎弓根螺钉的应用。对非典型的特发性脊柱侧凸，脊髓造影和 MRI 可排除椎管内病变。

3. 治疗目的及方法

治疗目的：矫正畸形、获得稳定、维持平衡、尽可能减少融合范围。

治疗方法：支具治疗和手术治疗。具体治疗方法的选择如下。① Cobb 角（脊柱侧凸倾斜的两个椎体间最大的夹角，用来衡量侧凸严重程度）小于 25°者应严密观察，如每年进展 5°以上并且 Cobb 角大于 25°小于 40°，应行支具治疗。② Cobb 角在 40°~ 50°的脊柱侧凸，由于 Cobb 角大于 40°者进展的概率较大，因此如果患者发育未成熟，应建议其进行支具治疗。对于发育成熟的患者，如果侧凸发展至 Cobb 角大于 50°且随访发现侧凸有明显进展，应建议其进行手术治疗。③ Cobb 角大于 50°时建议采取手术治疗。

（二）先天性脊柱侧凸

先天性脊柱侧凸就是通过 X 线、MRI 或手术证实的特定的先天性椎体异常引起的脊柱侧凸。这种畸形出生后即发病，因而患者出现畸形较特发性脊柱侧凸早。早期发病使先天性脊柱侧凸患者很少能接受到早期最佳的治疗。由于形成的弯曲易于进展，并且患者仍有较长的生长期，所以容易产生较严重的畸形。先天性脊柱侧凸通常较僵硬，难以矫正。先天性脊柱侧凸并不少见，发病率仅次于特发性脊柱侧凸，其原因尚不太清楚，可能与妊娠期第 4 ~ 7 周时胎儿受到母体内、外环境影响有关。患儿生后即出现畸形征象，但由于诊断常识和诊断手段缺乏等原因，病变常为家长和医生忽视，直至畸形发展明显后，才被发现。先天性脊柱侧凸是否发展加重，取决于畸形形态。大多数先天性脊柱侧凸都需要治疗，如体表刺激治疗或塑料支具治疗，但难以获得持久的疗效，它只能用于一段时期，以控制和延缓畸形发展，推延手术时间。

（三）混合畸形引起的先天性脊柱侧凸

混合畸形不是由明确的单一脊柱畸形所致，而是由冠状面上分节不良和形成不良所致，畸形可以是单侧不分节骨桥合并有半椎体，也可以是半椎体合并有分节不良。80% 的患者发病原因不明，多数为姿态性脊柱侧凸，男性患者较少。早期畸形不明显，也没有脊柱结构变化，易于矫正，但往往被忽视。10 岁以后，椎体第 2 骨骺发育迅速，2 年后侧凸明显，凸侧肩高，凹侧肩低，易于鉴别。严重者可继发胸廓畸形，胸腔容积缩小，引起气短、心悸、消化不良、食欲减退等内脏功能障碍。脊柱侧凸长期得不到有效治疗，可引起脊髓神经牵拉或压迫症状。检查时将幼儿从腋下悬吊起，观察侧凸的僵硬度、可屈性，进行神经系统检查，了解有无肌张力增高或低下，了解有无其他先天性畸形，拍悬吊位及仰卧位脊柱全长正侧位片，观测 Cobb 角等。明显的脊柱侧凸，一般体格检查即可确定诊断，但是对于侧凸的角度，仍需通过 X 线检查方能最后确定。

二、治疗

（一）非手术治疗

特发性脊柱侧凸患者可以通过体操疗法、物理疗法、运动疗法、电刺激疗法等方法改善病情，先天性脊柱侧凸患者的治疗方法较少，一般采用 Risser 石膏矫形治疗以及支具治疗来改善病情。由于石膏沉重，常有压疮、胸廓变形、肺功能低下等并发症，目前临床已大多放弃或少用 Risser 石膏矫形疗法。因此，先天性脊柱侧凸非手术治疗主要是支具疗法。

尽管支具疗法是先天性脊柱侧凸非手术治疗主要的治疗手段，但不是所有的先天性脊柱侧凸都适用于支具治疗。其适应证是有一定范围的，尚未发育成熟、畸形逐渐加重、侧凸节段长且柔软的患者均适用于支具治疗，无进展的病例则不需要应用支具，畸形已有自动改善的病例更不适用。而对节段短且僵硬的病例，支具治疗几乎无效。脊柱的可屈性在指导治疗选择时占重要位置，因此，在治疗前应通过直立位、平卧位、牵引位或侧屈位检查，详细了解其脊柱的可屈性。如 Cobb 角小于 50°，可屈性大于 50%，一般支具治疗效果良好；如 Cobb 角在 50°~75°，可屈性在 25%~50%，支具治疗可能有益；而对 Cobb 角大于 75°，可屈性小于 25% 者，支具治疗则几乎无效。

常用的支具为颈胸腰骶联合支具，又称 Milwaukee 支具，适用于治疗颈胸段和胸段侧凸。颈胸段侧凸可使用肩环，同时在头侧方加支撑垫，凸侧肩和上胸段施加一个向下向内的压力，在对侧较高平面施加一个侧方对抗力。上胸段侧凸可不用头侧方支撑垫，而只用肩环，或用斜方肌垫。对于中胸段侧凸，在凸侧应用标准胸垫，若患者同时还有另一原发或继发的腰段侧凸，应加腰垫。

支具治疗是一个长期而困难的治疗方法，必须要求家长及患者合作。要求患者全日穿戴支具，每日只允许有 1 小时脱下的时间，不允许间断穿戴、部分时间穿戴，或按季节穿戴，穿戴直至发育成熟，生长停止。Risser 征 4 级者，停用支具一般需 2 年，第一年由全日穿戴过渡到白天穿戴，再逐渐改为夜间穿戴，第二年完全夜间穿戴，过早过快停用支具会造成侧凸加重。

（二）手术治疗

由于多数先天性脊柱侧凸是进行性发展的，且用支具往往无效，因此常采用手术治疗来控制病情发展。手术的目的主要是矫正畸形、控制发展，使侧凸稳定下来。由此可见，在幼年时，早期发现先天性脊柱侧凸是十分重要的，这样才能早期手术，使患者在发生严重畸形之前能停止畸形发展。有多种术式可供医生根据患者具体情况选择采用。先天性脊柱侧凸的主要手术方法如下。

1. 单纯脊柱融合术

手术目的主要不是矫正侧凸，而是稳定脊柱，防止侧凸进一步加重。对于那些僵硬型、支具矫正无效、侧凸加重者，应行单纯后路融合术。如对单侧不分节的侧凸，不要将不分节上下可活动的单元融合过多，植骨量要足够，最好用自体骨移植，若患者年龄小、取髂骨有困难时，也可用同种异体骨。

2. 石膏矫正下后路融合术

石膏矫正下后路融合术适用于那些年龄小（9岁以下），难以进行置入器械矫形，而可屈性大且为进展型的侧凸患者。

3. 牵引矫正后器械固定植骨融合术

先天性脊柱侧凸，术前给予缓慢、较长时间的牵引，可避免手术突然矫正产生的牵张力作用，对防止脊髓神经并发症、增加手术矫正率有着重要意义。术前逐步加大牵引量，了解患者有无麻木、疼痛以及肌张力、肌力及反射等改变。达到满意的矫正程度后，行器械固定植骨融合术。术前需做脊髓造影，以排除椎管内并存的异常。术中要做脊髓电生理监测，并同时做唤醒试验。常用的矫形固定器有 Harrington 器械和 Luque 器械。但有时因先天性脊柱侧凸缺乏椎板间隙，Luque 器械在椎板下穿钢丝比较困难，同时撑开性能不如 Harrington 器械，故单纯 Luque 器械较少应用，常与 Harrington 器械联合应用。

4. 骨骺阻滞术

骨骺阻滞术的原理是将凸出的一侧骨骺破坏，使其融合，阻滞凸出的一侧骨骺过度生长，而保留凹陷的一侧骨骺，允许凹陷的一侧骨骺生长。一般采取前、后路将半侧椎体骨骺和小关节联合融合。此手术适合少儿，不适合年龄较小患者或脊柱后凸患者。

5. 半椎体切除或楔形截骨术

半椎体切除或楔形截骨术适用于僵硬型成角畸形患者，在继发性脊柱侧凸尚未发展成结构性脊柱侧凸时手术效果更好。

三、护理

（一）术前护理

①心理护理：如患者年龄较小，首先应做好家人的思想工作，讲解疾病的转归及预后情况，使之配合医疗组、护理组共同保证患者的康复。针对不同患者的心理特点，给患者以关心、理解和安慰，使之产生亲近感和信任感。

②排便训练：术前3天开始训练患者在床上大小便。

③术前向患者说明术前需要备皮、禁食、禁饮、禁烟酒。教会患者做深呼吸、咳嗽及扩胸运动，以锻炼肺功能，防止发生坠积性肺炎。

（二）术后护理

1. 病情观察

患者术后返回病房，要严密观察生命体征，监测血氧饱和度、尿量等。特别是因术中脊髓的过度牵拉及血肿的压迫，容易造成损伤，所以应严密观察双下肢感觉、运动功能及括约肌功能，术后即让患者活动脚趾，触摸是否有感觉。如有异常，及时处理。鼓励患者深呼吸、咳嗽、咳痰，保持呼吸道通畅。

2. 体位护理

术后严格卧床休息，术后初次翻身在麻醉消失后3～5小时进行，防止过早翻身引起伤口活动性出血，在此之前护士应注意护理骶尾部及其他受压部位皮肤，防止压疮。翻身时由护士协助患者，一手置于患者肩部，一手置于髂嵴部，两手同时用力，做轴线翻身，动作应稳而准，避免脊柱过度扭曲造成术后伤口出血，轴位翻身至身体与床面成45°角，肩、臀部与身下垫软枕，防止脊柱上下部分扭转。

3. 皮肤护理

患者返回病房平卧6小时后，护士即可根据病情协助患者每2～4小时翻身一次，受压处皮肤可垫海绵或防压疮水垫，注意观察皮肤受压情况，保持皮肤清洁、干燥，经常按摩，防止发生压疮。

4. 伤口引流护理

为防止伤口内渗血积聚成血肿而发生粘连，伤口应内置引流管负压引流。应保持引流管通畅，防止扭曲、受压及脱出。观察伤口敷料有无渗血、渗液，注意观察引流液的颜色、流量的变化并做好记录。

5. 饮食护理

患者手术回房后暂禁食，待胃肠道功能恢复后，如出现肛门排气，肠鸣音恢复，再进易消化的半流质饮食，少量多餐，以后逐渐恢复正常饮食。若术后出现腹胀，恶心，呕吐频繁剧烈，呕吐物中混有胆汁，应考虑肠系膜上动脉综合征，采取头低俯卧位、禁食、补液、胃肠减压。术后1～2周进食高维生素、富含胶原纤维、清淡可口、易消化、促进肠蠕动、有利于排便的食物，如新鲜蔬菜、香蕉、豆制品、米粥，理气食物如萝卜可刺激肠蠕动，蜂蜜有润肠通便作用。应忌生冷、辛辣、油腻、煎炸食物。手术后3～4周应进食富含蛋白质（每日摄入量为100～150 g）、维生素、磷、钙的食物，应多食用动物肝脏、瘦肉、牛奶、鸡蛋、排骨汤、淡水鱼及海产品、绿叶蔬菜等。如在正常饮食中，早餐可增加鸡蛋或鸭蛋1个，午、晚餐可增加蛋白质约40 g。手术后5～10周应以补气养血、调养肝肾为原则，应多食用骨头汤、鸡汤、豆制品、动物肝脏、新鲜蔬菜、水果等。

6.功能锻炼

（1）功能锻炼的原则

先慢后快，先小幅度后大幅度，先局部后整体，先轻后重、循序渐进、持之以恒。

（2）锻炼方法

①床上锻炼：目的是预防患者因长期卧床导致肌肉萎缩。

②直腿抬高锻炼：主要锻炼腘绳肌和股四头肌。患者平卧于床上，双腿交替抬高、放下，反复进行，抬腿时应尽量使下肢与躯干成直角。

③梨状肌舒缩锻炼：患者侧卧于床上，上边的腿抬高，抬腿时应尽量使两腿之间的角度呈直角，两腿交替进行。此方法可使下肢的外展肌群和臀部肌肉得到锻炼。

④五点支撑法：患者仰卧于床上，双脚掌、双肘部、后枕部着床，小腿与床垂直用力，使身体其他部位离床拱起。此方法可使脊柱两侧腰背部肌肉得到锻炼。

参考文献

[1] 陈志龙，王想福．实用骨科临床检查与诊断技术 [M]．兰州：甘肃科学技术出版社，2009.

[2] 董斌，肖云珍．新编临床骨科治疗学（上）[M]．长春：吉林科学技术出版社，2017.

[3] 高洪宽，王金凤，郭永军，等．临床骨科手术技巧与康复 [M]．武汉：湖北科学技术出版社，2018.

[4] 侯春花．冰敷联合患肢抬高在胫骨平台骨折术后患者康复护理中的应用 [J]．现代诊断与治疗，2021，32（4）：667–668.

[5] 胡倩．减少臂丛神经损伤在患者使用拐杖中的护理干预措施 [J]．实用临床护理学电子杂志，2019，4（5）：49.

[6] 郎明媚，李兴春．脑血管病患者的治疗护理与训练 [M]．北京：人民军医出版社，2013.

[7] 刘玉莉，潘丽，吴明珑，等．髌骨骨折患者康复护理的实施效果分析 [J]．现代养生，2019（10）：222–223.

[8] 马凌．康复护理技术操作规范 [M]．广州：广东科技出版社，2018.

[9] 王晨，杨慧霞．肥胖对子代常见先天性畸形的影响及可能机制的研究进展 [J]．中华围产医学杂志，2022，25（4）：298–302.

[10] 王荣福．髋部骨折患者术后康复护理效果观察 [J]．首都食品与医药，2017，24（18）：155.

[11] 王英洁．老年髋部骨折围手术期中西医结合临床护理路径研究 [D]．石家庄：河北中医学院，2020.

[12] 王增利．锁骨骨折内固定患者的早期康复护理研究 [J]．首都食品与医药，2019，26（9）：123.

[13] 魏花萍，王勇平．骨科创伤康复与护理 [M]．兰州：甘肃科学技术出版社，2016.

[14] 吴红英，王永红，谭宇．肱骨近端骨折的康复护理 [J]．中外医疗，2012，31（5）：159.

[15] 向芮，吴文知，王文璨，等．骨科手术患者全麻后恢复室常见并发症的观察与护理 [J]．中国医药指南，2015，13（36）：27–28，30.

[16] 杨旭耀，李玉芝，曹艳杰．围手术期护理工作指南 [M]．哈尔滨：黑龙江科学技术出版社，2008.

[17] 姚绍丽．磁共振成像在骨关节损伤诊断中的价值分析 [J]．中国医疗器械信息，2022，28（3）：58–60.

[18] 张光艳．对接受手术治疗后的尺桡骨双骨折患者进行早期康复护理的效果探究 [J]．当代医药论丛，2020，18（7）：228–229.

[19] 张立英．股骨干骨折患者术后功能恢复的康复护理 [J]．医疗装备，2017，30（10）：146–147.

[20] 赵龙桃，叶玲，张玉清，等．现代临床骨科护理 [M]．哈尔滨：黑龙江科学技术出版社，2018.

[21] 杨雨．踝关节骨折患者术后疼痛的护理方法及效果 [J]．全科口腔医学电子杂志，2019，6（20）：113+115.

[22] 张光武．骨折脱位扭伤救治与康复 [M]．北京：金盾出版社，2008.

[23] 景娥，刘慧卿，冯桂敏．骨科疾病护理 [M]．北京：科学技术文献出版社，2008.

[24] 周文娟，刘义兰，胡德英．新编骨科康复护理指南 [M]．武汉：华中科技大学出版社，2013.

[25] 相振美．颈椎病的康复及护理 [J]．家庭生活指南，2020（7）：82–84.

[26] 高小雁，韩冰．积水潭脊柱外科护理与康复 [M]．北京：人民卫生出版社，2016.

[27] 杜静，王莹．青少年脊柱侧凸手术患者的康复护理 [J]．天津护理，2012，20（6）：382–383.